Dilemma and Future

困境与未来

中国公立医院的改革之路

赵　棣◎著

科学出版社

北京

图书在版编目（CIP）数据

困境与未来：中国公立医院的改革之路/赵棣著 . —北京：科学出版社，2011.10
ISBN 978-7-03-032256-2

Ⅰ. ①困… Ⅱ. ①赵… Ⅲ. ①医院-体制改革-研究-中国 Ⅳ. ①R197.32

中国版本图书馆 CIP 数据核字（2011）第 175824 号

策划编辑：侯俊琳/责任编辑：牛 玲 黄承佳/责任校对：陈玉凤
责任印制：赵德静/ 封面设计：无极书装

*科 学 出 版 社*出版
北京东黄城根北街 16 号
邮政编码：100717
http://www.sciencep.com

新 蕾 印 刷 厂 印刷
科学出版社发行 各地新华书店经销

*

2011 年 10 月第 一 版 开本：720×1000 1/16
2011 年 10 月第一次印刷 印张：13 1/2
印数：1—3 000 字数：250 000

定价：39.00 元
（如有印装质量问题，我社负责调换）

前言

一个国家，在她从历史的疮痍中走出来，进入快速变革、迅速提高的时期，

不可能不遇到难解的题目和困境。此时，心急如焚是没有用的，嘲讽和谩骂同样无济于事。如果可能，每个成员都应理性、冷静地思考，才可能有助于探讨破解难题的关键所在，有助于发现一个"柳暗花明的乐园"。

与科学出版社签订了出版合同之后，很多朋友，包括家人都说我是"疯了"。因为交稿的时间很紧，更因为这是一个非常"不讨巧"的题目：中国的公立医院系统在历经多年的改革之后，至今仍然是国民关注的焦点，它存在各种难解的困难和问题，各种说法莫衷一是。同时，这个领域中的本属于"管理"的问题，常常被一些人戴上"政治"色彩的眼镜去看待。因此，如果对一些深层次的问题"轻描淡写"，会对不起读者和出版社；但若认真探讨、用力深挖，则可能会引来指责或者麻烦。但我们——

相信这个时代的宽容和进步，尽管新观念与旧思维交织在一起，有时引起雷雨风暴，有时带来阳光灿烂。

相信探讨科学问题的自由和宽松。因为我们处在一个改革开放的新时代，

一个中国历史上从未有过的美好时代。这个时代给予我们物质文明和享受，也给予我们思考的空间和自由。

所以，我决定"迎接挑战"，写点什么，抛砖引玉。

2006 年年底，中国社会科学院蓝皮书发布了针对 2007 年中国社会面临困境所做的分析和预测，指出："看病难、看病贵"是与失业率增高和贫富两极分化并列的三个难题。由此，"看病难、看病贵"从多年来的被认定为导致医患关系恶劣的局部问题，上升到了更加引人注意的位置，引起更加广泛的关注和思考。它完全突破了以往认为医疗卫生界可以单纯靠改进工作态度、增进服务意识、提高工作效率、降低服务收费和药品费用，就能解决"看病难、看病贵"的认识。

据人民网 2010 年 2 月 27 日信息，温家宝总理在与网友的沟通中指出，"'医改'是世界性难题"，"属于医疗卫生事业发展问题，属于社会保障问题"。温总理的谈话，更是将纠结多年的、紧盯医疗卫生系统的"医改"难题和单纯对医疗卫生界的指责，引向一个更大的、层次更高的、世界性的社会保障问题。

自 2003 年起，由于工作关系，笔者开始密切接触医疗卫生领域的普通管理人员和高层管理人员，以及医疗行政管理政府部门的官员，并开始关注和研究相关题目，同时陆续在国内外发表文章。2004 年秋天，笔者作为组织方代表之一，参与召开了"中国医院发展论坛"（中山大学，2005）。参会者为国内外学者和医疗卫生机构的高级管理人员，大家对"医改"所存在的问题和所面临的困境、对我国医疗卫生事业的发展发表了充满热望、体现思考力度的诸多看法。在其后的三年内，"中国医院发展论坛"又连续召开三届（中山大学，2006，2007，2008），每届论坛都是"百花齐放"，观点迭出。

但是，时光荏苒，及至 2010 年，笔者惊奇地发现：工作在医疗卫生领域内的管理者们，很多人已经不愿在公开场合继续谈论"医改"，甚至不愿公开发表个人看法。也许，他们也已经清楚地意识到："医改"，已经不再是医疗卫生系统内的单一问题；"医改"，是一个复杂的社会保障体系构建和改良问题，已经远远超出了医疗卫生领域内的从业人员单纯靠行业内自律和调整就可以解决的范畴。

关于我国的"医改"，在过去的很多年里，舆论关注热点主要集中在：如何解决"看病难、看病贵"，如何想方设法降低药费，如何提高医疗卫生领域内从业人员的道德水准，以及是否应该加大政府对于医院的投入等，其中绝大多数的措施在于改革微观层面的操作。然而，从宏观的制度角度，对于国民医疗保障制度的改革问题，却很少有人提及。

众所周知，中国自 1979 年开始进行经济体制改革，经过 30 多年的努力和发展，很多领域已取得了令世界瞩目的可喜成绩和变化。但是，踟蹰前行的"医改"，如何才能实现真正意义上的突破？

2011 年 3 月，温家宝总理在人民大会堂与采访十一届全国人民代表大会第四次会议的中外记者见面（梦炫，2011）。温总理说："我认为改革是历史永恒的主题。政治体制改革与经济体制改革应该协调推进，这是因为世界上一切事物不会是亘古不变的，如将不尽，与古为新。只有不断地改革，党和国家才会充满生机和活力。"

本书基于案例研究和问卷调查等第一手资料以及国内外公开发表的资讯，总结出中国公立医院目前面临的九类困境和挑战。从制度进化、产权（法人）治理以及管理改良的视角，将析出的九类困境和挑战作为关键变量，分析其相互之间的关系，并衍生出"冻（冰）河模型"①（赵棣，2006）。借助"冻河模

---

① 笔者在研究初期提出该模型时，将其命名为"冰河模型"，后更名为"冻河模型"，后文中简称"冰河模型"。

型"，诠释中国公立医院产权形式与法人治理现状的改良，强调社会保障系统的强化以及部分公立医院的股份制改革，将是帮助中国公立医院走出长期面临的困境和挑战的"必由之路"。本书提出：中国在幅员辽阔、经济发展不够均衡的国土上，要完成卫生部部长陈竺所说的具有"长期性、艰巨性和复杂性"的公立医院改革，可能需要改变"一刀切"的思维模式；要允许各地根据自身的发展状况和具体问题，制订适合各地情况的策略和行动计划。此外，当今世界具有代表意义的美国社会保障和医疗保险系统、加拿大医疗保障体系、芬兰医疗保障体系、经济合作与发展组织（OECD）成员国的医疗保障体系所面临的挑战和"医改"的路线，也显示出这些国家和地区各自面临困境和"医改"的难题。我们可以将这些具有参照意义的"医改"经验，与中国的"医改"未来走势做对比，希冀能够引起思索、带来启发。

赵棣

2011 年 6 月 6 日

Contents **目 录**

第一章 导论

一、中国公立医院概述

　　"医改"这个字眼，最近若干年越来越多地出现在各大媒体上。它一般是指对于医疗保障体系的改革。实际上，各个国家对于"医改"的定义和内容，在各个时间段也完全不同。例如，中国的"医改"，在过去的 20 多年中，基本是指发生在医院的改革，也可以说是"降低药品和医学检查的价格"。提到"医改"，人们往往想到的是：政府几十次强令降低药品价格，各地采取多种措施提高医护人员的职业道德水平，打击药品销售中的商业贿赂，以及如何解决与百姓利益密切相关的"看病难、看病贵"等。最近几年，关于中国"医改"的内容，已经开始出现对于建立新型农村合作医疗和"全民医保"的呼声及动作。即"医改"的焦点，从过去对准提供医疗服务的医疗机构（包括药品、医疗器械的提供方），开始转变为将行动目标扩大到提供医疗保障整体系统的设计和改良；从十分"微观"到逐渐"宏观"。为了使医疗卫生领域以外的、关注中国"医改"进程的各界人士更好地理解本书所讨论的内容，笔者将首先对中国公立医院的情况做一介绍。

　　根据中国卫生部发布的数据（卫生部，2004），中国有 30 多万家医疗卫生机构。其中，17 844 家医院，12 716 家综合性医院。所谓"综合性医院"，一般是指临床科室比较全面的医院，例如在同一所医院中有内科、外科、妇产科、儿科、耳鼻喉科、口腔科、康复科等。与"综合性医院"相对的是

"专科性医院"，专科性医院的业务范围比较狭窄，一般只是围绕某一特定的医学领域，如肿瘤医院、口腔医院、眼科医院等。除了用"综合性医院"和"专科性医院"进行区分外，还有一类医院等级划分的词汇（医疗卫生系统之外的人士未必懂得），如"三甲医院"，其全称是三级甲等医院。按照中国现行的医院管理体系，"三甲医院"几乎是大型医院或者技术比其他医院高的代名词。它意味着有比较多的住院病床、比较全面的临床治疗科室和领域。此外，一般"三甲医院"的医疗技术，比非"三甲医院"的医疗技术要高很多，所以很多高难度的治疗和手术，如器官移植、心脏支架等，一些"三甲医院"是有资质完成的，但是非"三甲医院"几乎没有技术实力或资质进行这类医疗业务。"三甲医院"的驻地多在大城市。当然，除了"三甲医院"，大城市中还有许多"三级乙等医院"、"二级甲等医院"和"二级乙等医院"，其在医院规模（如医护人员人数、住院病床数）以及医疗技术方面，要比"三甲医院"略逊一筹。多数城市中，二级医院的数量要多于"三甲医院"。公立医院的总数约占全部医院总数的90％～96％（Lv，2005）。大约80％的医院在城市；超过80％的大医院地处大城市。大医院的总体分布情况与我国经济发展的走势大致相同：东部和沿海地区的医院在规模和其他指标方面发展得更快。

有趣的是，在美国和其他国家，"医院管理系统"（hospital management system）较之"公共卫生"（public health）而言，是一个比较小的概念。因为"公共卫生"是保障全民健康的基础，而医院系统只是在治疗患病人群方面提供医疗服务。"公共卫生"的概念和责任范畴，要远远大于"医院管理系统"。但是，在中国，"医院管理系统"似乎是一个更大的概念，医院扮演着很多社会角色，包括提供"公益"服务。多年来，谈到中国"医改"，就一定是与医院相关的事项。中国的医院，特别是占最大比例的公立医院，除治病救人以外还承担了其他多项职能（图1-1）。

除了图1-1所示的一般职能，中国的公立医院还承担了大型公共卫生危机发

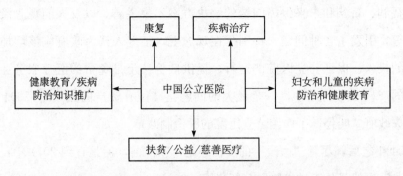

图 1-1　中国公立医院承担的一般职能

生情况下（如"非典"或"禽流感"爆发时）的救治，以及对低收入人群（不保证支付状况下）的紧急救治。由于这些一般性职能与人民生活密切相关，所以医院系统内的所有改革和变化，就格外引人关注。

中国公立医院由于运行和管理面临很多挑战和困境，被戏称为"计划经济下的最后一个堡垒"。对于这一领域的从业人员特别是医生的指责和批评，如同对于药品生产和供应方的指责一样激烈和持久。近年来，医患关系不断恶化进而引发恶性伤害事件的报道充斥各种媒体，特别是关于收受红包和回扣的各种报道，显示出医疗行业中存在的乱象。舆论认为，医护人员收受红包和回扣是导致"看病难、看病贵"的首要原因。政府的连续动作也多集中在不断地下调主要药品的价格，重磅打击收受回扣等行为。

确实，为了解决中国公立医院面临的困境和挑战，解决"看病难、看病贵"带来的一系列社会问题，中国政府做出了很多努力，尝试改变医疗服务的供给和质量，尝试在各种情况下的改革措施等。2002 年，中央政府曾经提出过公立医院的产权变革并且给出了相应政策。其后，各地政府开始响应并按照各自的理解和当地情况做出了很多尝试。截至 2004 年年底，很多地区的公立医院完成了产权变更，部分公立医院改造成为股份制医院，员工、管理者、投资方和政府分别持有不同比例的股份；部分城市的公立医院被"卖掉"，成为民营医院。由于股份制改革的进程过于激进，相关立法和规章制度的更新没有配套，涉及人员的福利、薪酬和未来保障问题的解决方案不够妥善，以及人们观念没有相应转变等，引发了各种问题。特别是在观念上，很多人认为政府应该增加对公立医院的投入、保证公立医院的运行、提供低价甚至是免费的医疗服务。在公立医院的产权改革行动中，一个最大的问题是"国有资产的流失"。2004年年底，中央政府"叫停"了中国公立医院的股份制改革。

2004年之后，尽管"医改"的步伐还是不断向前，但是直到2011年，全国的"医改"仍然是处于试点阶段（新华网，2011）。

二、"医改"，关键的一刀先切哪里？

本书的信息和数据来自书籍、刊物、报纸和网站。基于此，笔者总结出中国公立医院面临的九大类困境和挑战，并将该九类困境和挑战作为变量，分析它们之间的关联性和相互影响，得出"三层模式"，即全部变量分为三个层面，第一层是"政府政策和定位的影响"，称为决定性变量（decision variable）；第二层是"产权"和"社会保障"，称为"中介变量"（agency variables）；第三层是其他要素，称为"受体变量"（receptor variables），它包括："投资过度或欠缺"、"公立医院不得已以营利方式运行"、"过时的人力资源管理体系"、"内外部管理因子的不协调"、"不合理的定价"以及"医患矛盾"。显而易见，第一层的决定性变量是推动或者影响第二层，然后抵达并影响第三层的最重要力量。事实上，中国政府也一直在努力不懈地推动其他变量的改动，发挥着"决定性变量"的相应作用。

在"三层模式"的基础上，"冻河模型"被衍生出来并得到发展。该模型有助于解释以下问题：①为什么医院产权和社会保障的变化，能够影响和改善那些"受体变量"，从而帮助解决中国公立医院面临的困境和挑战；②为什么政府政策的影响是启动"医改"和所有改良行动的最重要的因素等。随后，笔者提出一个假设：中国政府具有至高无上的权力，这个权力是推进改革的最为关键的因素，公立医院的产权多元化可能是解决中国公立医院面临困境和挑战的突破点。

为了进一步验证"冻河模型"和提出的假设,笔者完成了问卷调查和案例研究。得出结论:①笔者提出的中国公立医院所面临的九类困境和挑战,全面覆盖了目前中国公立医院存在和面临的问题。②在九类困境和挑战中,"薄弱的社会保障系统"是中国医院管理系统中面临的最大问题和困难;"政府没有提供政策、立法的长期性和稳定性来支撑医院系统的改革"以及"过度投资或投入不足"这两个因素同样被认为是主要的问题。此外,"公立医院不得已以营利方式运行"和"医院服务不合理的定价"也是位居前列的重要问题。③"医院产权"和"董事会的责任"这两个概念,还没有被公众很好地理解和接受,揭示了受访者在教育背景和实践中对这两个概念的陌生。④在现有的管理体系中,可行的医改的路径应该是:仅保留部分大医院和教学医院作为公立医院并由政府继续给予财政支持,其余的医院应该逐步被改革成为股份制或者民营医院。⑤"政府的决策"是推动中国医院产权变革的最关键的因素。多数受访者预测公立医院的产权改革将继续进行。⑥关于未来的"医改","典型的中国模式"将是前行的方向。但是,对于什么是"典型的中国模式"还欠缺明确的描述和定义。同样,对于改革的蓝图,正如乔治等(Gregory et al.,1992)指出的:"向市场经济的转变,如同穿越一条没有航标的湍急的大河。"⑦法律和制度的建设,是支持中国公立医院改革的最重要的"支撑因子"。⑧75.24%的受访者的工作单位是公立医院或政府部门,他们愿意转岗为民营医院工作,前提是政府提供对民营医院公平的政策。导致转岗的重要驱动因素是"更高的收入"。

在完成问卷调查的同时,案例研究的结论如下:①潜在的竞争危机可能激发公立医院改革的启动。②公立医院的任何改革,都必须得到政府的支持。③公立医院改革的领袖人物,目前是决定公立医院改革成败的关键。④为了保证公立医院改革的成功,在一定阶段内,雇员的利益应该被保护;良好的社会保障体系是保证改革成功的关键。⑤产权变化对于改进公立医院的整体服务是一个积极的推动因素。⑥民营医院需要公平的政策和市场环境。⑦在一个适当的市场环境下，民营医院（股份制医院）同样可以为社会公益和大众福利做出贡献。⑧就中国的公立医院改革而言，"私营化"仍然是一个非常敏感的词语。

我国"医改"已经持续多年，期间所遇到的问题，可能发达国家在 20 世纪八九十年代就已经遇到过，并且被学者们研究过。这些经验和研究，是人类共同智慧的结晶，也是我国"医改"出路很好的参考和借鉴。本书综合所能得到的国外学者对于医疗服务与医院治理的研究、产权形式与医院治理的理论和实证研究、社会保障与医疗保险的理论和实践以及如何从制度进化的角度看待公立医院改革，结合对美国社会保障及医疗保险系统、加拿大医疗保障体系、芬兰医疗保障体系和经济合作与发展组织国家的"医改"经验和结果，试图为我国"医改"的进一步发展，提供更全面和实用的借鉴。

通过"冻（冰）河模型"的诠释以及问卷、案例研究的结果，结合对世界其他有代表性国家"医改"理论和经验的借鉴，本书尝试得出如下结论：

（1）我国"医改"，需要改变"一刀切"的思路。

（2）缺乏全盘统筹的"突破口"可能是欠妥当的。

（3）制度的进化有助于向多重目标同时推进。

（4）社会保障机制是"医改"全面推进的"基石"。

（5）公立机构不一定"公益性"强。

（6）产权多元化是增加供给、摆脱公立医院困境的出路。

（7）产权多元化的进程需要政治智慧加以平衡。

（8）观念的改变是改革得以推进的保证。

三、本书研究的目的和意义

众所周知，"产权"和"私有化"在中国曾经是非常敏感的词汇。到 20 世纪 80 年代中期，人们才开始从观念上接纳"私有产权"的概念。1987 年，政府开始对国有企业的产权进行改革之后，"产权"的字眼才开始逐步被大众媒体传播，并在更大范围内被大众接受。但是，公立医院一直被看做是社会福利或者"公益事业"的象征或实体。直到现在，人们已经习惯了花钱进包厢吃饭、高价买头等舱机票，但还是不习惯在医院的挂号费上多花些钱，购买优先服务或者专家服务。

人们通常认为公立医院提供的医疗服务更加具有质量保障。在对公立医院的产权进行改革时，哪些文化的、历史的、社会的、政治的、经济的和管理的因素，将会影响到中国公立医院的产权多元化进程？医院管理公司实行的"托管"模式，绕开了敏感的产权变动话题，但是这种模式是否可以解决或者根除中国公立医院面临的困境和挑战？医院的基本运行，包括医疗技术研发、医疗服务的质量、医疗服务定价、医疗服务的推广和人力资源的管理等，是否能够在产权形式变动后最大限度地被改善？另外，哪些种类和形式的公立医院应该被保留以满足公共健康的需要？哪种形式的产权模式可能更加有利于改善运行效率、提高服务质量、增强员工激励和人力资源管理？在产权实现多元化之后，医院的医疗服务是否可以实现自主定价？现行的社会福利保障系统是否可以负担起改革中被清退的多余雇员？直到今天，以上诸多问题的答案还是未知。因此，本书作为初级研究结果，和可能出现的后续研究一起，成为一种揭示制度演变与进化过程的参考。

此外，在实践中，医院可视为有公益性的企业，各国的企业已经极大地影响了政府决策。企业作为"法人单位"可以视为"公民"，有政治意义的贡献和"话事权"，也能影响立法的进程。事实上，企业发展的需求能够推动政府制定决策和法规，用于保护自己。从这个角度来看，如果本书可以在阐述公立医院产权多元化和增进社会保障暨医疗保险系统的必要性和紧迫性方面有所贡献的话，希望它还可能成为政府决策者和未来研究者们的参考。

我们所处的这个社会在进步，制度在进化和改善。公立医院的产权多元化，包括：股份制和私有化是否能够实现？是否能够成为未来中国公立医院解决所面临的困境和挑战的突破点？中国公立医院的产权多元化同样是一个漫长的、充满变数的进程。"医改"之路仍处于探索中，本书试图从科学研究的视角，研究公立医院的改革和出路问题，为公立医院的产权多元化进程，投一张"赞成票"。

第二章 中国公立医院面临的困境和挑战

1979 年，中国开始了世界瞩目的经济体制改革。经过 30 多年的努力，很多领域发生了翻天覆地的变化。但是，中国的医院体系中还存在着很多计划经济体制的特征。并且，医疗卫生系统如今承受着来自内部和外部的太多的压力。中国医院的管理者们面临着多重的困境与挑战。这些问题本身，可能已经远远超出了医院管理者们所能够解决的范围。有人戏称，中国的医疗卫生系统与中国的教育系统一样，是计划经济体制下的"最后的堡垒"。

引人注意的是，快速增长的医疗卫生费用为中国的医疗卫生领域带来了很多指责和批评。事实上，医疗费用增长过快，已经成为世界性的难题（Anderson，2005）。在美国和其他发达国家中，除了诸如医生们因担心患者诉讼而采取的防御性医疗措施、医疗纠纷诉讼费用、不合理的医疗服务定价、昂贵的新医疗技术、新疾病谱而导致的新增医疗费用、医疗服务供给方的不检点以及老龄化等问题外，公立医院的浪费和低效也是引起日益增长的医疗卫生费用的主要原因之一。

除了上述的"世界性的难题"外，中国的公立医院还面临着实行经济体制改革以后出现的以下九类困境和挑战。

第一节 产权形式与实际作用不匹配

如前所述，中国有超过 30 万家医疗机构，17 844 家医院，12 716 家综合性医院,其中,超过90%是国有的公立医院。有研究人员认为(许黎珊,2007),公立医院的垄断是最大的问题。

公立医院产权改革,在全国各地的进度是不同的。在部分省市,医院产权改革的起步较早;而另一部分地区的医院产权改革,一直是"按兵不动"。例如,浙江省作为中央政府的试点地区,曾经得到特许进行公立医院的产权改革试验。据报道,超过80%的公立医院在2004年之前产权改革已经完成,已经具有产权多元化的特征(Qin,2003;郑焰等,2004)。浙江省政府曾经提出:仅在省会城市杭州市,保留2~3所大医院作为公立医院,其余的医院将在未来的时间里分阶段、逐步地改变成为股份制、合资或者民营医院。

从公立医院产权改革的角度看,浙江省的脚步是迅速的,行动是敏捷的,可谓是全国的"排头兵"。全国绝大多数的省份,在公立医院产权改革这个问题上,持观望态度,并且一直没有动静。原因之一可能是在观望中央政府关于公立医院股份制改革的政策是否会持久、是否会有变化。正如一些人所料,2004年年底,全国范围内的公立医院股份制改革被"叫停"。原因是在部分省市出现公立医院产权改革后的后续问题,以及舆论质疑是否有"国有资产流失"的问题。

广东省的公立医院股份制改革行动,在2004年以前的"旋风"中,显得比较"稳重",但是也有推进。几所中型公立医院,得到地方政府准许作为公立医院股份制改革的试点单位,开始运行产权改革,并且在2004年之前,得以完成。由于地方政府比较谨慎地推进这项改革,所以在广东省,公立医院仍然是医疗卫生服务提供的主导力量。据称,截至2005年,广东省共有医院879家,有90%的医疗卫生服务和98%的住院医疗服务是由公立医院提供的。民营医院绝大多数仍然是小型诊所、专科医院,经营诸如皮肤病、性病、牙科或者中医药方面的业务。但是,在2004年之前,广东省也出现了几所大型规模的民营综合性医院,如深圳恒生医院、东莞东华医院等。

产权,是决定一所医院如何运行的决定性因素。通常,民营医院的日常运行，是在董事会制定的章程下完成的。例如，医院运行的监控和管理、业务发展模式、财务状况、关键职位管理人员的聘用和薪酬体系等。与之形成对照的是，目前我国公立医院的高级管理人员以及大型医院的中级管理人员，还是由上级党委或者政府主管部门，以干部任命的遴选方式加以委任；日常运行中的重大事项，包括重大业务发展决策和重要岗位的任命人选，也是由上级政府部门或者党委批准。产权，实际上决定了"谁是"或者"谁将是"医院的"老板"，谁在战略决策和日常运行方面"说了算"。政府部门掌握着公立医院的重大人事决策、重大投资决策和重大项目发展决策权，几乎掌握了医院发展和经营的命脉，但是政府中并没有任何成员对具体每个医院的运行结果负责。

第二节　资源配置的失衡性

在民营医院，董事会有权力决定什么时候做什么、由谁负责以及投资多少。

在公立医院，决策权的问题显得有点复杂。简而言之，由政府主管部门的官员决定重大事项。例如，部属医学院校的主管单位是教育部，附属医院的主管单位则是大学和卫生部双重领导；省级医院的主管单位是省卫生厅，还有组织部；市级医院的主管单位则是市卫生局，干部管理也归市委组织部。另外，还有附属于银行系统的银行医院、归铁路系统主管的铁路医院、交通部门主管的交通医院等。在2004年之前的公立医院产权改革中，很多城市的这些原本归属于各个部门的"行业性医院"，已经被转制成为地方性的医院，或是被兼并成为一些大型医院的分院、医学院校的附属医院，"各显神通"地找到了各种出路。

在广州，大约有6个公立医院管理系统：归教育部直属的中山大学，其附属医院同时接受卫生部的管理和指导；广州医学院是地方性大学，归地方政府领导；广东省人民医院系列，归省卫生厅直接领导；中医院系统，归地方政府或者归省中医药管理局领导；部队医院，同时也为地方的居民提供医疗服务的原中国人民解放军第一军医大学，在 2005 年完成"转制"，更名为南方医科大学，其属下众多的附属医院，也全部转为地方提供服务；原有的铁路医院、银行医院、海员医院等行业性医院，已经基本改制成为各个医学院校的附属医院。

各个公立医院的上级主管部门不同，意味着财政投入的来源方向不同，即各个公立医院的财务补贴或财政投入来自不同等级的政府部门或政府的不同部门。这样就出现了一个巨大差别：部分医院，由于"老板"——上级主管部门的财政力量较雄厚，可以得到比较多的财务支持；反之，如果一个公立医院的上级主管部门的财政支持力量较弱，则给予医院的财务支持就相应变少。举例来说，广东省卫生厅曾经给予广东省人民医院 1500 万元，用于加强该院的医院管理信息系统的研究和发展。其实，广东省人民医院当时的年营业收入大约在13 亿元，完全有能力靠自身的力量解决医院管理信息系统的开发和研制。与此同时，中山大学第三附属医院，同期也在开发和研制自己的管理信息系统，可是，由于它的上级主管部门当时没有给予财务投入和支持的力量，所以中山大学第三附属医院只能主要依靠医院自身的力量，去解决开发费用。

绝大多数的公立医院从上级主管部门所得到的投入和补偿，远远不够维持医院的日常运行费用，特别是在当今医院运行费用剧增的情况下。一个医院的运行和发展所需要的方方面面的费用，如人力资源费用、大型设备的购入以及维持、原材料的购入、新的业务大楼的建设和运行等，已全面上涨（可能与原材料价格上涨和通货膨胀有关）。几乎所有的公立医院的高级管理人员或者院长，都在抱怨没有从上级主管部门那里得到足够的财务支持、补贴或者财务补偿。这从一个侧面反映出各级政府在对公立医院生存和发展的财务支撑方面"力不从心"。有一项统计（傅剑锋等，2006）显示：公立医院能够从上级主管政府部门得到的财务补偿费用，平均占医院年运行费用的 2%～5%；小部分公立医院能够从上级主管政府部门得到的财务补贴，大约占全年运行费用的 10%；

还有一部分公立医院，连续数年完全得不到任何来自政府主管部门的财务补贴或财政支持。

据称，广州医学院第二附属医院，在 2004～2008 年的 4 年中，从上级政府部门得到的财务补贴，大约只占全年运行费用总额的 10%。医院的高级管理人员认为，这意味着该院从政府部门得到的全部财务支持，用于给医院的全体员工（包括现职和退休员工）发放工资都不够。这种情况下，医院只有全力以赴，想方设法增加收入，才能维持医院的日常运行和继续发展的建设。

广州医学院的一位高级管理人员披露：即使在广州医学院的附属医院之中，以 2004 年为例，有的医院可以得到大约 2000 万元的财政补贴，个别医院却只能得到大约 200 万元的支持，差别非常巨大。

为了迎接 2008 年在北京举办的奥运会，北京市人民政府曾经决定投资建设一家新的医院，总投资额为 32 亿人民币（Xing，2005）。当时，有舆论指出：这种决策和投资显示出一种政府决策方面的"无序、不公平和理由欠缺"。另据报道（冯正军，2005），湖南省卫生厅在长沙人民医院投资 30 亿人民币，用于建设一个新的办公大楼；在湘雅医学院第一附属医院，投资 14 亿人民币，用于建设一个新的办公大楼；与此同时，湘雅医学院的第二和第三附属医院，也得到大笔投资，用于建设新办公楼。虽然整个长沙市的常住人口有 200 多万，但是这种大型投资的方式也曾经受到过广泛质疑。

公立医院资源配置的失衡性，导致一种竞争环境的不公平。

第三节 营利性与非营利性的模糊

很多人在营利性和非营利性医院这两个概念的认识上，存在一个误区。他们认为：非营利性医院就应该是"做公益"，不能赚钱或者不能多赚钱。实际上，国际通用的、对营利性和非营利性企业或者机构，在定义上的最大区别是：营利性企业或者机构可以在赚钱后进行分红、发奖金；而非营利性的机构或组织，即使能够盈利，也不允许将赚到的钱用来发奖金或者分红，所有的利润必须用在组织或者企业的再发展的投资方面。

从这个意义上讲，几乎所有的中国公立医院，目前都不能算是非营利性的医院。因为属于法定工资的收入，只占医护人员收入的很少一部分，绝大部分的收入来自与医院运行收入密切相关的"奖金"部分。

如前所述，中国的医院中约96%是公立医院。然而，中国大约有97%的医院目前可以被定义为营利性医院（Niu et al.，2005），其中包括几乎全部的公立医院。除了雇员上缴的个人收入所得税，公立医院不需要向国家缴纳税款。可以将全部公立医院归为营利性医院，其中最重要的原因是：几乎所有的中国公立医院，目前的运行目标之一都是能够营利或者能够尽可能地多营利；与医院运行收入密切挂钩的"奖金"，已经成为了医护人员固定的收入来源，并且在总收入中占相当大的一部分。这种奖金定期发放，而更关键的是这种奖金的来源，完全与医院的医疗服务收入挂钩。医院财务收入多，工作人员奖金额就高；相反，在医院收入不高时，奖金的发放也受到影响。

2005年的一个高峰论坛上，有专家（陈里予，2005）曾经指出，对于中国的公立医院而言，有三个定义上的混淆和不清楚：第一，公立医院以商业模式在运行；第二，医院扮演了药房的角色在销售药品；第三，卫生厅（局）代表政府在监控医院的运行，与此同时，卫生厅（局）又是医院的上级主管单位。

按照卫生部的解释，全部国有医院都是公立的非营利性的医院。事实上，全部公立医院都不得不以营利性医院的运行模式在进行日常业务和提供医疗服务。有人指出（Zheng，2006），即使在国有医院的内部，也没有人可以清楚地回答这个问题：这个医院是营利性的还是非营利性的？原因是，"当上级管理部门将医院变成了挣钱的机器，雇员们，包括医生和护士们能做什么？"还有，"当医院的管理者们不得不将经济指标当成必须完成的任务，分配给每个科室、落实到每个人时，医生和护士们是否有能力去拒绝完成这种任务？"

结果就是，医院特别是公立医院，不得不努力完成财务指标和任务，努力挣到足够的钱来维持日益增长的医院运行费用、人力资源费用和用于发给雇员的奖金。值得注意的是，奖金作为公立医院职工的月收入的一部分，已经成为合法性的收入，并且与医院的总体收入紧密挂钩。

甚至，这种与医院总收入紧密挂钩的奖金的多少，在不同的医院，因为医院总收入的状况大不相同，发到个人手中的水平也相差甚远。基本上，医院收入多，个人奖金就相对多；医院收入少，个人奖金的水平就肯定低。举例来说，在广东省人民医院的某些科室，由于医院名声响，病人数量多，加之医院从上级主管部门获得的财务补助相对较多，资深医生的月收入（包括奖金），据称2007年时的水平就有1.5万~2万元。同样原因，广东省中医院的资深医生每月的收入可以达到大约3万元。但是，同样在广州，郊区的小型区级公立医院，即使是资深的医生，同期每月的收入可能也只有4000元左右。

奖金已经成为医护人员固定收入中的一个主要部分。部分医院在内部通知上明确创收任务和收入挂钩（Meng，2004）：处方越多，检查越多，奖金越多。为了得到更多的收入，医生倾向于给患者开更贵和更多的药物，以及使用价钱高的大型医学设备做临床检查。有时难免出现这种状况：这些药物和昂贵的临床检查，其实并不是临床诊断和治疗所必需的。更有甚者，部分医院为了保证总体收入水平，悄然与各个科室签订类似合同般的工作任务书，以保证处方、各类检查和收入的量达到保证医院运行的需要。这些财务方面的任务和目标，最终都被转嫁到患者身上，患者的负担由此加重。

事实上，医生们并不喜欢通过这种方式得到这种奖金。据中国卫生人才网报道，2002~2008年的6年中，全国有40多万人放弃行医，"医生接诊一个病人的费用，比擦一双鞋还便宜"（蔡如鹏，2008）。很多医生表示，他们期盼有一种新的机制，能够保证他们的合法收入达到这样一种水平：可以保持体面的生活，可以让他们的家人也过上相对优裕的生活，因为他们为从事这个职业，曾经并且正在付出很多。2006年9月14日，《南方日报》标题为"白衣天使何来职业耻辱感"的文章指出：有些医生，忍受不了巨大的精神压力和经济压力，抽身离开了这个曾经给过他们荣誉和骄傲的工作。

无论如何，医院必须在财务收入和预算上达到平衡、实现盈利。很多医院其实挣扎在生存的边缘。社会舆论和政府要求医院，特别是公立医院做公益、做慈善。常常有病患因各种原因交不起医疗费，但是医院还要承担救治，有时是长期救治，导致医院财务出现问题（赵新星等，2010）。有政协委员也主张"将公立医院按公益、营利、慈善三大类重新定位，深化医疗体制改革"（王立东，2008）。于是，公立医院被置于一种进退维谷的尴尬境地，挣扎在是否为更多的人提供廉价医疗服务和是否想方设法挣到更多的钱的两难之中。有研究人员（朱万里，2005）指出：公立医院，不应该被推到这样一种不得不只盯着财务指标的境地。一项调查（董伟，2006）显示：78.1%的受访者认为，政府应该为低收入者的医疗服务买单；85.5%的受访者认为，中国的社会保障系统依然太薄弱。

由于营利性和非营利性的明确定义的缺失，事实上公立医院已经落入了一种在保持道德水准和挣钱的两难抉择中。

2006年1月，卫生部发言人毛群安在一个公开场合指出（董伟，2006）：中国公立医院的定位出错了。2010年2月，新医改试点之一的目标，是"让公立医院回归公益春天"，提出改革公立医院的补偿机制，实现由服务收费和政府补助来补偿的机制（耿兴敏，2010），但问题是：医疗服务收费可以提高吗？政府对公立医院的补助能有多少？可以到位吗？

第四节　陈旧的人力资源管理系统

在民营医院中，"老板"有更多的自由进行人力资源管理，甚至可以相对容易地决定：用什么样的价钱聘用什么位置的人选，或者哪些雇员应该被解除工作合同，以最终保持适当的雇员人数和规模，满足医院发展的需要。

中国公立医院的人力资源管理系统，可以说已经是在旧的计划经济体制下运行了将近 60 年的旧系统。首先，医院的高级管理人员是被上级政府、上级党委任命的；其次，医院的人力资源规模，被"编制"紧紧地束缚着；再次，医院的院长或者高级管理人员没有权利解聘任何员工——如果他们没有触犯法律的话；最后，医院里的每一职位的工资，都有严格的定义：按照政府的规定，基于每个人的工作职位、工作年限、教育背景和头衔来决定工资的等级。

近年来，对于公立医院人事制度的改革，还出现一个新的变化：医院新进的员工，由政府统一安排考试、统一"分配"到各个医院。这一措施，在某种程度上遏制了新员工就业方面的"腐败"现象，但是从另外一个角度来看，却增加了对医院人力资源管理方面的制约。有的医院管理人员评价：政府通过统一考试分配给我们的新员工，根本不是我们医院所需要的人才。我们不能将不需要的或者表现不好的新员工，退还给政府部门，只好找一个相对不重要的岗位，将这些新员工"养"起来，客观上增加了医院的负担。

中国公立医院现行人力资源管理制度最大的一个特点是：基本沿袭了旧的计划经济体制下的"普遍低工资"。据报道（罗昌平，2004），在上海这样的国际化大都市中，2004 年前后从事临床医生这一职业的人群的月平均工资在 4000 元左右。其中包括了"基本工资"和各类"补贴"，甚至还有一部分"奖金"。一个低年资的临床医生的月收入在 1000 多元，包括 700 元的基本工资，加 160～500 元的奖金。2011 年，广州市刚参加工作的医生，要与医院签约三年，期间月收入为 1500 元；博士毕业进入医院工作，签约工资也只有约 2600 元，而广州市最低工资标准为 1300 元。由此导致的一个特殊现象是：临床医生的收入可能与一个负责后勤供应的工人的收入相等。2009 年 4 月 27 日，《广州日报》披露了中国医师协会的一项调查结果，指出超过 9 成的医生认为自己得到的报酬与付出不相符。临床医生的这种低收入，是导致越来越多的年轻医生放弃为之努力多年的医生职位，转而从事其他行业的主要原因之一。一些临床医生告诉记者：如果医生不尽量为患者开更多的、可能不是临床治疗方案中必需的药物，不从开处方中得到些金钱方面的好处，那么，他们的收入就会很低，以至于难于维持稍微体面些的生活。北京的一位教授指出："中国临床医护人员的劳动价值，包括医院行政管理收费、检查收费、手术和治疗费用、护理费用等，被定价得过于低廉，这种现象其实是违背市场原则的。"（Wang，2005）

另据 2005 年 7 月 27 日《中国青年报》报道，北京一所医院的医生们说，他们对于他们的低收入感到非常的不公平。基本上，他们的月工资在 1000 多元，加上 2000 多元的奖金（奖金绝对与医院的总体收入挂钩）。他们说："我们是高智商的人群，并且已经为得到这个职业岗位接受多年的教育。此外，我们的工作很努力，付出很多，为什么我们的所得如此之少？"还有一些公开报道（彭兴庭，2006）指出：临床医生的合法收入太低，提升他们的工资报酬是保持医疗卫生行业的从业人员的素质和整体行业质量的好方法。据报道，2011 年数家媒体联合进行的调查结果显示：近九成医生对行医的收入和环境表示不满，88％的医生反对自己的孩子学医，越来越多的医生正在离开自己深爱的职业（余易安，2011）。

在现行制度下，临床医生过多地依附于他们所属的工作单位。他们的提升、继续教育和职业发展的未来都与所服务的医院紧紧相连，流动性比较低。

这种基本沿袭旧体制的人力资源管理系统，加上医疗卫生市场的不公平竞争、医院管理人员激励机制的不合理，是医院提供相对质量较低的医疗服务，或者是出现医疗事故和差错、低效运行、过度浪费的主要原因之一。医护人员的工作价值在薪酬方面的体现，是对这种职业保持起码的尊重的体现，也是保证这个行业能够有源源不断的后续有生力量的一种激励机制。

在 2003 年前后，医院管理公司——这种新的医院管理形式在中国部分大城市出现。在北京、上海、武汉和广州，绝大多数的医院管理公司实际上是运作模式类似酒店管理集团的医院托管公司，它们与政府签约并代替政府管理医院。但重要的是，公立医院的产权在这种管理模式的变更中，没有相应地被改变。

在医院管理公司运行管理下被"托管"的公立医院，人力资源政策首先是被改变的，与传统的中国公立医院的管理模式完全不同。2005 年，笔者曾经参加过由中山大学组织的对上海仁济医院和上海复旦大学医院管理公司的考察。即使是同样地处上海，这两家医院管理公司在运作和主要政策方面，也各行其道，各有特色。仁济医院管理公司采用的是股份制，主要领导由董事会任命；复旦大学医院管理公司仍然是国有产权，主要的管理岗位的人选由复旦大学任命。

由于医院管理公司这种公立医院的改革模式的出现，还只有短短的数年，加上各地医院管理公司实际运行的方式也是"摸着石头过河"，并不十分成熟和稳定（李芃，2011），所以对于医院管理公司来说，在不改变公立医院产权归属的前提下，输入管理模式变更管理办法，是否可以成为一种相对妥当的、可以用于推广的中国公立医院的改革之路，由此改变中国公立医院陈旧的人力资源管理体系，现在做出结论，还为时过早。

第五节　外部与内部管理因素的交织

外部管理因素，如前所述，体现在国有公立医院分别属于不同层级的政府部门或者大学。事实上，外部管理因素远比这种简单的描述复杂。

通常说来，医疗服务属于特定的、需要特殊标准和质量监控的一种广泛使用的服务。以大学附属医院为例，大学的党委任命附属医院的高级管理人员，附属医院的高层管理者要向大学一级的领导汇报，同时，也要根据大学所属的政府层级，向卫生部或者卫生厅报告工作。例如，中山大学附属第一医院的院长和领导班子，是由中山大学党委任命的，因而，中山大学是这个附属医院的上级；中山大学的附属医院，同时还要向卫生部负责，不仅在医疗服务的标准方面，也包括其他指令。从这个角度看，绝大多数的公立医院实际上是处于来自不同方向的双重领导之下。有时，由于分属的政府部门不同，指令也不尽相同。

内部管理因素，由于历史的原因和系统的设置，目前，高达90％以上的公立医院的普通管理人员、高级管理人员，包括医院院长这一职位，都是由医学专家担任的。这些临床医学专家，掌管着一切与医院日常运行相关或者与医院未来发展相关的大小事务，包括行政管理、后勤供给、公共关系开拓和维持、新办公或门诊住院大楼的建设、院内食宿、项目管理、财务管理、人员激励、技术发展、医疗质量控制和医疗服务的供给等。

问题的关键在于，这些掌管着公立医院日常运行的管理者们，他们所受教育背景中并没有诸如财务管理、组织行为、人力资源管理等相关的内容。他们是彻底的临床医学或药学专家，但是他们同时要负责包括行政和财务运行以及重大医疗设备的购进甚至基本建设等方面的、他们原本并不十分了解的工作乃至重大决策。所有的管理，依靠他们自己的观察学习和"悟性"。

另外，这些医院的高级或者中级管理者们，除了担任行政管理工作外，绝大多数人并没有脱离原来的临床工作。98％的院长、副院长们仍然利用超过50％的工作时间，定期从事门诊、手术或者病房的临床医疗工作。中山大学第二附属医院的院长，在2004年担任该院的副院长期间，仍需要安排每周6台外科手术。同样，中山大学的一位副校长，是全国首屈一指的肛肠外科专家，2004年前后还担任中山大学中山医学院的院长和第一附属医院的副院长，繁忙的行政事务之外，每周还要完成大约3台外科手术，并且定期要到医院病房进行查房或者门诊。广东省人民医院的院长，在负责一个多达3000名员工的巨型医院的日常运行之外，也还以著名心血管医学专家的身份在从事各种工作。

笔者曾经多次发自内心地感慨：现在中国公立医院的院长们，真的必须是"超人"，才可以胜任这个岗位。他们必须具备政治家的智慧，能够在各种行政命令和各方利益之间保持良好的平衡；他们必须是著名的或"貌似"著名的临床医学专家，可以在医院的医护人员中具有相对的学术权威并带动整体业务发展；他们必须具有商人的头脑，必须清楚地知道什么领域以及什么方式可以使得医院赚钱；他们还必须保持家庭的稳定或表面上的稳定，因为要保证"后院"不起火才可以通过组织的考察并全力以赴拓展工作领域。

相对而言，美国的医院管理，起码在院长一层的职位设置方面，有值得借鉴的价值。美国的医院管理，通常有三个基本平行的高级负责人，分别负责不同领域的工作：一个院长，来自医学领域并有一定的声望和成果，负责医疗技术发展和医疗服务质量提高，包括医疗业务发展的策划和实施等，简而言之是负责临床及临床相关事务的；一个副院长（或者也是院长），是非医学出身，学管理或者经济之类的学科，一般有工商管理硕士学位，负责整个医院的运营，包括人力资源、财务运行、基础建设、行政管理、后勤保障、吃喝拉撒等一切非临床的保障项目；另外一个副院长，一般是护理岗位上提拔起来的，负责整体护理工作，因为他们认为护理与临床治疗是保证患者治疗结果的同样重要的因素，所以护理部门与临床业务基本平行。

第六节　不合理的医疗服务定价机制

医院的医疗服务定价，一般包括对于医护人员的劳动收费定价、医疗设备的检查收费定价、医院行政管理费用定价、临床使用药品和其他原料的定价。

有数据指出（王世玲，2010；田野等，2009）：2007 年以前在中国公立医院的业务收入中，接近 60％或者 70％的收入是来自药品和临床检查。在一些小医院，这个比例可能还更高，接近 80％。通过逐年的改革，目前医院的药品费用占医院总收入的比例已经大大下降，据说被控制在 40％以下。

在各种收入中，药品的销售是最赚钱的一部分，其次是各种医疗设备的临床检查，特别是大型高级的医疗设备。相对来说，医护人员的劳动价值，没有得到体现，这部分的定价过于低廉。有专家开玩笑般地说："广州动物园的门票，都比我们医院的专家门诊的挂号费定价要高"。

医院各种服务的定价，特别是国有公立医院医疗服务定价，已经被政府、物价局严格地控制，即使是在通货膨胀或者各种物资普遍上调价格的时候（例如 2011 年春季，出现日用品和汽油等物品价格上涨），医院的各种服务的定价还是没有任何变化，甚至被要求继续下降，全然不顾医护人员的收入也要随之上涨及各种原材料的供应价格上涨等因素对医院日常运行的影响。

随着我国的医疗保障系统的逐步建立和扩大，社会保障局也开始逐渐增加对医院的医疗服务价格的实施意见和监控。但其中关键问题是，目前无论是物价局还是社会保障局的主管官员（包括工作人员），他们对于医院的临床服务定价原理似乎并不清楚，甚至缺少相关的知识背景，对于医院的运行所需要的成本保障或劳动价值的体现等问题，并不是很重视。很多人甚至纯粹是行政干部，被任命在物价局或社保局相应的职位上。这可能会对医院的日常运行带来极大的负面影响。例如，2007 年前后在广州的公立医院，完成一个胃部的手术，包括各种耗材在内的总体成本是 6000 元。但是，物价局批准的收费标准只有 5000 元。在上海，一个心脏手术的成本约是 5 万元，但是物价局批准的收费标准只有 2 万元（Meng，2004）。

在民营医院，看起来部分医疗服务的价格可以相对自由地定价（Wu，2005）；挂号费可以被定在 400 元人民币。事实上，即使是在民营医院，医疗服务的定价也没有绝对的自由。据报道，2006 年春节期间，遵义市最大的一家民营医院，以"过节需要给医护人员支付双倍工资"为理由，向患者收取双倍的挂号费和治疗费，被患者投诉到当地政府。之后，物价局公开表态：这个医院的行为属于"乱收费"（Zhang，2006）。

2005 年 9 月，南京市卫生局和物价局联合发布了一个新的规定，包括全部医疗服务共 3916 项，必须按照新规定的分类等级收费（刘小卉等，2005）。在此范围之外的服务项目，不许向患者收费。并且，全部医院必须安排向低收入人群减免收费。自从这个规定颁布实施以后，医院内部，特别是放射科怨声四起，因为医护人员的工作量几乎翻倍，但是他们的收入却下降了 1/3。一些医院被迫放弃提供某些医疗服务。有院长说："现在医学进步很快，不断有新材料、新技术运用于手术，现在因为收费问题，医院从成本考虑可能会舍弃应用。"（蔡蕴琦等，2005）有些医护人员认为：卫生局和物价局联合发文的 3916 项收费项目，没有覆盖当今医院能够提供给患者的全部医疗服务的项目，特别是新技术带来的新项目。这个新规定，对于医院的发展来讲，绝对是一个负面的束缚（Wang，2005）。

2005 年 12 月，卫生部与国家发展和改革委员会联合发文（韩乔，2005）：降低使用大型医疗设备和器械的检查收费标准。原因是这部分收费，已经成为继药品收入之后公立医院的第二大收入来源。

2005 年 10 月，国家发展和改革委员会的物价部门宣布：第 17 次降低药品价格并且限制医院从药品处方（销售）方面的收入（曾亮亮，2005）。这个单方面的举措，再一次冲击了整个医院系统的运行。国家发展和改革委员会价格司副司长周望军表示：药价降了 17 次，收效不明显（孙洪磊，2005）。2005 年年底，国家发展和改革委员会的一位高级官员指出：我们将继续逐步地降低药品的价格，直到群众不再认为看病贵（文静等，2006）。同期，有 2400 种药物被政府重新下调价格。2007 年，第 23 次降低药价（曾亮亮等，2007）。2010 年，发展和改革委员会再次发出通知：降低十七大类药品的价格，并声称每年为民众减负 20 亿元（季苏平，2010）。

2006 年 4 月，广州物价局要求医院停止向患者收取"特殊挂号费"（胡非非等，2006）。普通挂号费定价为 7 元，特殊挂号费是 30 元，即患者付 30 元挂号费之后，可以在医院的专家名单中指定要某位专家的诊疗服务。

质疑的声音也曾经出现：政府的几位负责物价的工作人员和官员，他们是否对于所负责定价的医疗卫生领域的工作内容和服务实质有基本的理解，对于整个行业有全面的了解？他们是否具备对于如此繁多的医疗服务项目，逐一做出定价决策的能力？

同时，一些医院曝出丑闻：心血管疾病治疗过程中人造血管的反复使用；三名患者共用一个针筒；CT 检查中高压注射器的反复使用（潘瑞锴，2005）。这些丑闻和恶行的出现，从一个侧面反映出了管理和质量控制方面的漏洞、职业道德的下滑，同时也映射出一些医院和医护人员在挣钱的驱动下，置法律和道德于不顾。这些现象的出现是否与低价政策下医院的生存和发展而导致的压力有一定关系，是一个值得深思的问题。

第七节　薄弱的社会保障系统

中国的社会保障系统还在逐步建立和完善之中。1994 年，中国开始在镇江和九江两个城市试点建立社会医疗保障系统（Liu，2005）。1996 年，试点城市扩大到40 多个。截至 1998 年年底，国务院决定在全国所有的城市开始建立社会医疗保障系统。但是，即使在城市地区，还有 44％以上的人口没有参加任何保险（苏敏，2005）。各地的保险参保方式和内容也有很大差异，太多的民众没有意识到个人付费在整个社会医疗保险项目中也是基本要素之一。目前，我国政府还在致力于推进新型农村合作医疗（简称"新农合"），力争覆盖全部农村人口。截至 2011 年，部分城市已经宣布：基本实现或接近实现全民医疗保障。

有人呼吁建立慈善基金，为没有支付能力的人口支付医疗费用。2005 年起，在很多城市，开始出现类似的救助基金，支付或至少部分支付低收入人群的医疗费用。2011 年北京市人保局宣布：看病负担重将获政府医疗救助（陶颖，2011）。

相对薄弱的社会保障系统导致了一些社会问题的出现，部分问题被转嫁到了医院所面临的挑战和困境之中。笔者尝试总结这些问题，列举如下：

（1）对于很多人来说，到医院看病是一个越来越困难的事情或相对困难的问题，因为他们没有医疗保险，或者虽然有医疗保险，但是医疗保险的支付比例太低以至于不能完全覆盖医疗费用，而总体医疗费用却在不断上涨。因此，很多人说：他们不敢去医院看病，因为医院"收费太高"。

（2）有些患者在得到医疗服务之后悄悄溜走、逃费。还有一些患者根本无力支付。《新闻晨报》记者陈里予披露：这些债务被留在医院成为医院的长期负担。如果患者是被紧急送到医院的，并且没有支付能力，医院也必须立即救治，然后新的欠费便形成新的债务，留在医院。目前，还没有形成一种社会制度（例如设立慈善医疗机构），也没有政府支付系统，可以为这种债务"买单"。

（3）公立医院的退休人员，仍然从原来他们工作的单位领取退休金。负担离休和退休员工的离退休工资和福利，是公立医院另一个十分沉重和巨大的财务包袱。以中山大学第一附属医院为例，2007年前后，该医院有2000名左右在职员工，需负担总数超过800人的退休员工的退休工资。

（4）过度治疗，成为目前我国医疗服务工作中的一个大问题（黎昌政，2011）。有媒体称过度医疗成因复杂，建议改革收入分配制度。向有医疗保险的患者"过度收费"已经成为医院增加收费的一个便捷有效的方法。2011年，《人民日报》的一篇文章，将过度治疗的问题昭然揭示于众（白剑锋，2011）。然而，无论是过度治疗还是过度收费，都不应该简单地归咎于医院或者医生，而是整体制度的设计包括监督机制的问题。事实是，在很多地方，人们可以使用医疗保险账户中的存款，很容易地从药店买到日常生活用品（吴跃强，2011）。骗保的现象也很普遍（王研等，2010），如套取医疗保险基金、"药店变成便利店"、"出现灰色利益链"等。很多国外的保险公司尚在踌躇中，没有贸然进入中国市场，部分原因是担心是否有能力控制过度治疗、过度收费甚至是保险欺诈问题（Fang，2006；Guo，2006；王研等，2010）。与此同时，有学者呼吁（Yu，2005；王慧，2011）向所有的保险公司开放医疗保险市场，以保证公平的竞争，进而达到进一步推动中国公立医院改革的进程。

第八节　医患关系中难以平抑的矛盾

2011 年春天，广东省副省长雷于蓝还在思考并寻找学者一起研究如何应对"医闹"和"医患纠纷"带来的系列问题。这也从一个侧面反映了医患关系的复杂性，以及难以平抑的医患矛盾的特殊性和长期性。

中国公立医院中的多数临床医生，从患者处收取"红包"，这几乎已是一个公开的秘密。这种红包对于患者来说或许能够带来更多的安全感，或许真的是对医生救治的感激，或许是希望"花钱买平安"；对于医生来说，已经成为一部分医生的灰色收入（周熙东，2007）。有医生表示：我们的工作又累又危险，可是我们的工资太低。如果不从患者那里收红包，没有医院的奖金，我们怎么生活？（马晓华，2005）

红包也成为激化医患矛盾的一个诱因。特别是在患者的病情没有好转或者恶化之后，医患矛盾的爆发几乎不可避免。各地都有许多诸如此类的报道：患者家庭经济状况并不好，为治病而给医生送了红包，之后患者去世了或者病况加重，患者家属于是大闹医院，甚至袭击和加害医护人员……太多这类的恶性事件发生并被报道。即使没有"红包"卷入，医生们也开始面临巨大的职业危险：被患者或者他们的家人攻击、伤害。

很多医院，开始雇佣特别的保安人员甚至邀请警察来保护医护人员、维持医院的日常工作秩序（冯雪梅，2005；程刚，2005；郭松民，2005；葛江涛，2011）。深圳一家医院为了防止"医闹"同时也是为了唤起媒体和民众关注，医护人员上班时全部头戴钢盔（李少华，2006）。据《中国青年报》的报道，2009 年福建南平震惊全国的医患纠纷流血事件中，双方看起来都是悲惨的受害者（董伟，2009）。2009 年 6 月，因各地陆续报道恶性医患冲突导致的流血事件，被称为"黑色六月"（白剑锋，2009）。有些医院联合呼吁立法对医生人身安全和医院正常工作秩序的保护。各地也开始出现打击"医闹"的报道，2011年，上海新华医院"刀光血影"的暴力冲突之后，患者家属被刑拘（孙炯等，2011）。

2005年6～7月，中国医院管理协会做了一个样本为全国范围内270家医院的调查，结果显示：73.33％的医院报告过被患者家人组织的暴力袭击；有76.67％的医院遇到过患者或者家属逃费；61.48％的医院曾经有过患者家属将死者尸体摆放在医院的公共地方并且在医院的接诊大厅举行葬礼。以暴力袭击为手段要挟医院给予巨额医疗费用赔偿的恶性事件越来越多，并且出现了一个几乎是固定职业的群体——"医闹"。"医闹"是指那些专门被雇佣来帮助患者家属用暴力或者骚乱形式强迫医院给予医疗费用赔偿的人。这些人常常有领头人，在得到雇佣后马上聚集并实施攻击医院和医护人员的行动。事前或者事后，由患者家属付工钱或讲定的报酬给他们，报酬可能来自于医院最终给予赔偿款的一部分（李岫芬等，2009；罗小光，2010；时豹等，2009；栾微等，2010；李立志，2010）。

2006年9月9日《广州日报》以"廖新波惊呼'医闹'成新职业"为题披露了：仅仅是在2006年的6～7月，广东省就发生过200起暴力勒索医院事件。很多医院因为"医闹"的骚扰而无法进行正常的医疗工作。

导致医患关系恶化的另外一个原因是，医生从医药公司收取与所开处方药物量和医疗设备等使用量和使用频率相挂钩的"回扣"（崔洁等，2009；李飞云，2011）。大量的新闻报道披露：医药公司对医生进行贿赂，一些外国医药公司在华经营也卷入贿赂的丑闻（贾晓宏，2007），其中包括著名的跨国制药企业（王卓铭，2011）。这种贿赂的产生，原因之一是药品市场的供应过剩，药厂和药品经销公司为了生存、为了在竞争中获得成功而演化出的竞争无序结果。

各地医院开始表明对拒绝红包和回扣、严格控制医护人员行为的态度和采取的行动（朱桂林，2006；林涌浩，2010）。2004年4月9日，《北京青年报》

报道：当时的卫生部部长高强也表示：一旦发现医生收取红包或回扣，就终止或吊销职业资格。

然而，由于工资标准设置过低、劳动负荷过大以及医药公司的"积极努力"，这种表态和严厉的惩罚措施，并没有遏制医疗卫生领域的红包和回扣现象。2010年年底，卫生部表态：医生收受贿赂数额较大，可吊销行医执照（吴鹏，2010）。有些临床医生被判触犯法律。例如，2006年1月，河北省保定市宣判71位临床医生由于从处方药的销售中收取回扣而被判有罪（王民等，2006）。四川省的36家大医院的院长，因为"收取商业贿赂"而触犯法律（周俏春，2006）。中新社记者尹溢佳、肖洋桂和苗霞2006年8月25日在长沙报道：据湖南检察院透露，2006年上半年立案查处46家医院的领导和骨干共88人。湖南省几家大医院的院长，因为"商业贿赂"而被判入狱。2010年前后，还传出消息说：珠海市9家大医院的药剂科主任，因为收取商业贿赂而全部被起诉，部分人已经被判刑入狱，等等。2010年7月，卫生部发布通知，要求进一步深化治理医药购销领域的商业贿赂（王卓铭等，2010）。有法律界人士忧虑地说："利用处方权收受回扣，数额较大的应以非国家工作人员受贿罪定罪处罚。但是，如果把这些医生都抓了，还能剩下多少医生看病呢？"（人民网，2011）

医患关系的恶化以及医患纠纷、"医闹"行业的存在，已经成为一个严重的社会问题。政府也采取了很多措施和行动试图减少和根除这种现象，包括一些旨在树立公立医院的"公益"形象并缓和医患矛盾的行动。例如，2005年，广州市政府组织了198家医院，通过电视台和各大媒体同时宣布3月30日是医疗服务免费日，对所有市民开放。结果，20多万人在这一天涌入各家医院看病并且得到免费服务。许多在休假的医护人员被紧急呼叫召回医院，帮助应对医疗服务免费日陡增的超负荷门诊量（Zhang，2005）。

2006年1月，长春市政府宣布：该年度的工作重点是消除医患矛盾；在公立医院的各个科室，要指定专人，负责回答就诊者的问题并向就诊者解释所提出的问题（杨益，2006）。《宁夏日报》曾经做过一个问卷调查，结果显示：绝大多数的受访者说他们根本不感激医生们给他们提供的服务，即使疾病得到治愈，也没有感激之情（吴宏林，2005）。

在改革发展的进程中，中国的公立医院实际上已经被推到了"完全的市场化"的境地，需要靠自身的医疗服务供给，维持医院的日常运行和发展。一个有利于公立医院彻底根除医护人员收取红包和回扣的机制，还没有被培育出，政策和法规的陆续出台甚至重磅打击，仍然没有遏制各种负面现象存在。

著名临床专家吴孟超指出，对于医患关系中的矛盾，社会舆论不应该只是简单地指责医生，因为医生这个群体中的绝大多数是非常好的人（廖怀凌等，2006）。也有人认为：医患矛盾的出现，是由于复杂的社会原因造成的，包括时下公立医院太多等（武少民等，2007）。如果一味责怪医院和医护人员，是不公平的。

直到目前，红包和回扣现象，"医闹"和医疗纠纷，仍然是严重的社会问题。仅靠声讨和处罚，难以遏制和根除红包和回扣现象。所以，我们需要反思的是：是不是可以从整体制度的设计和改良方面，进行更多的改进。因为这种现象的产生，可能是由于社会进步后，制度的设计和改良没有相应地跟上。

第九节　政府政策的影响

回顾"医改"开始之后的若干年中，政府一直是处于绝对的主导地位，在引导和影响着中国医疗卫生系统的医疗服务供给和改革的进程。

2000 年是中国"医改"的一个里程碑。这一年，中央政府发出了共 13 个系列文件，给出中国公立医院改革的政策和规定，并开始引导和带领中国的公立医院踏入改革之途。

2002 年 5 月，中央政府发布了降低准入标准，允许外国资本进入中国医疗市场开办医疗机构的政策。自此，外国企业被允许在中国投资 2000 万元以上，得到高于 70％股份的医院股份。

颁布上述一系列新政策和规定的目的之一，是降低政府的负担。原因之一是：之前的若干年中，政府几乎承担了国有公立医院的全部费用和医疗服务费用的支付。在新形势和环境中，对全部国有公立医院的承付，已经变成是一个不堪的重负。政府试图通过新政策和新方法，转移重负，但是结果并不理想。2004 年 4 月，时任卫生部部长高强，正式宣布了一个更为宽松的政策，即鼓励社会和个人资本，投入到医疗卫生领域（Chang et al.，2004）。政府鼓励公立医院进行多种形式的产权改革，包括管理者收购（MBO）。很多公立医院应声而动，准备行动或开始行动（GCC，2004）。

曾经有预测说 2005 年将是中国公立医院改革的"井喷之年"，这意味着中国公立医院的改革和对于医疗卫生行业的投资，将如春泉般奔涌。其中最大的危险是缺乏"游戏规则"。例如，缺乏相关的立法保障，缺乏政策和法规的指引。很多省已经开始自行起草指导意见，准备应对即将出现的改革大潮。

2004 年 12 月，形势大转，国家高层领导指出，为防止国有资产的流失，大型的国有企业不允许进行管理者收购。至此，自 1999 年 5 月开始的 MBO，被叫停了。与此同时，卫生部也暂时停止了对国有公立医院的产权形式改革。卫生部的另一位高级官员刘新明宣布：国有公立医院的改革，特别是产权形式的改革，应该放慢，以避免过多出现国有资产的损失。他强调了必须满足公共卫生的需求，同时，不允许公立医院被轻易出售（张黎明，2004）。

市场重新归于寂静。

有学者曾回顾了 1949～2002 年，中国医疗卫生市场上私营部分的发展过程，指出：在中国，私营的医疗卫生服务供应，与中国的整体政治、社会和经济系统的发展进程紧密相关（Liu et al.，2006）。

为解难题，政府频频"出招"。平价医院的建立，是政府主管机构曾经制定的、被认为是可以解决"看病难、看病贵"的好方法之一。平价医院的意思是：在这种医院中，所有的医疗卫生服务，都将以相对较低的价格收费。2005 年年底，政府发文号召在所有的城市中，都要建立这种"平价医院"，目的在于为低收入人群提供特殊的医疗卫生服务（朱玉，2006）。但是，此举没有得到各个地方政府的积极响应。南方医科大学（原中国人民解放军第一军医大学）的校长说："这种平价医院，根本不是解决'看病难、看病贵'的有效方法。我们现有的公立医院，实际上都是低价和非营利性的医院。提出平价医院，这种办法的基本定位就是混乱的，不可能贯彻和持久，甚至根本就不可能被实施。"5年多过去了，时间证明了这种判断和预测。

2006年2月，为了降低医疗服务的成本和大医院的负担，卫生部做出决定：促进地方政府建立更多的社区医院；鼓励市民在病况不严重时，到社区医院看病。希望社区医院的建立可以解决公立医院面临的困难（魏铭言，2006）。

2006年1月，卫生部还颁发了一个通知，禁止医生的收入与医院的经济收入挂钩（魏铭言，2006）。解放军总院的一位副院长对此做出反馈：任何的决定和建议，应该由国家立法去规范、指导中国的医院改革，同时，定义政府的职责范围。

事实上，即使是卫生部，作为中国公立医院的最高管理机构，也没有就中国的公立医院应该如何改革，给出任何实质性指导意见。原因之一可能是，"医改"所涉及的方方面面，所需要的资源和配套支持，已经远远超出卫生部所能够掌控的范围。

2006年3月，时任卫生部部长高强表示，所有的问题，包括"看病难、看病贵"，成因是非常复杂的。解决这些问题，需要国家十多个部委的共同协调和参与，如财政部、劳动和社会保障部、药品与食品监督管理局等。高强进而指出，中国医院所面临的复杂问题单靠医疗卫生领域的努力是不可能解决的。因此，社会舆论不应该只指责医院和医务人员（魏铭言，2006）。

一、地方政府解决实际问题能力薄弱

如果说中央政府，特别是卫生部在面对解决中国公立医院所面临的困境时，有些勉为其难，那么地方政府除了努力尝试一些方法，在实际解决问题方面所起的作用，就显得更为薄弱。

2005 年 8 月，北京海淀区政府成立了一个新的公共服务委员会（廖卫华，2005），22 家医院改为由这个新成立的委员会主管。此举之前，这些医院是由海淀区卫生局主管的。这个新成立的委员会代表地方政府，通过合同、招标和公共融资等形式购买医院的医疗服务。变化后的卫生局的角色是监督医院服务质量。通过切断医院和卫生局的关联性，地方政府希望能够改善和提高医疗服务质量。此外，政府买断公共服务，可能会帮助推动政府决策更加理性化，并且社会资本进入医院，也可以推动医院的管理者们更多地思考：怎样应对新的格局下形成的竞争。然而，改革后这些医院仍然没有授权去决定雇佣或者解聘员工，医院在用人方面的决策，仍旧需要提前获得公共服务委员会的批准。

从公开信息中，很难发现类似海淀区政府采取的这种行动。相对而言，更多的信息披露是关于地方政府批评或警告医院或者医务人员，诸如"湖北省长指出：收取红包的医生将被开除公职"（左砚文，2004），"广东省副省长公开批评一些医院违规收取医疗服务费用"（唐贵江，2006），"河南省长公开谴责一些医院在金钱驱动下丧失公益立场"（肖树臣，2005）等。

地方政府可能也给予医院很多非常具体的指导意见，要求医院在某些方面做出改进、在微观层面进行改革。据 2006 年 4 月 18 日《新京报》报道：2006 年 4 月，北京市政府发布了一项正式规定，要求 153 家大型和中型医院安排 5% 的住院病床，作为特殊病房用来专门为低收入人群或 65 岁以上的老龄人群提供住院服务（Ji，2006）。这些特殊的住院病房将免收管理费用、医疗费用，仅收取 50% 的基本护理费用、50% 的住院费用和 80% 的外科手术费用。此外，住在这种特殊病房的患者，在药品费用方面只需要按照药品批发价付费。可是，医院拒绝接受这种要求并且反馈"操作方面太困难，因为低收入人群的定义太过于模糊"、"医院怎样区分和辨别'低收入人群'？"以及"政府的哪个部门将给予补贴医院这部分费用,能够让医院可以维持这种特殊病房的特殊运行?"数年之后,这个规定还只是停留在文件的纸面上,没有得到贯彻和执行。

二、医院反哺政府

医院反哺政府,指的是在许多省份和地区,公立医院自下而上地反向给政府部门财务上的支持。即使是在经济相对发达的广东省,这种被称为医院反哺政府的做法也非常多见。广东省卫生厅一位副厅长,负责全省的医疗行政管理事务,曾经感慨:在广东的一个发展中的城市,政府从市人民医院拿走500万元,用于支付政府雇员的工资;在一个发达城市,地方政府从公立医院拿走1000万元,投资到其他行业。在一些城市,地方政府向公立医院"借用"数百万或者几千万元,但是这种"借用"常常是持续数年"有借无还"。换句话说,国有公立医院已经成为事实上的政府部门。如果这些医院违反了规章制度,政府或者卫生局常常是"维护"医院,监督职能也就随之而淡化或者消失。

另外,几乎所有的公立医院都必须参加政府组织的公益活动。例如,"志愿者支援活动",安排成百上千的医生和护士到农村地区免费提供医疗服务。当发生重大的公共危机时,医院也会帮助政府控制局势。但是,地方政府对于公立医院的这种医疗服务和承担的社会责任,常常没有或者无力给予财务补偿,变成是医院的一种"慈善"行为,由各个医院自行承担成本。

根据中山大学校网上的信息,学校在 2006 年 4 月,组织了一支 33 人的医疗队,奔赴湛江的贫困地区,给当地的农民提供免费医疗服务。据报道,医疗队为 930 位农民提供了免费医疗,提供了 10 万元的免费药品。此外,医疗队还代表医院捐献了 20 多万元捐款给这个村庄的农民。这个活动只是广东省委组织的一个系列活动之一。

此外,许多城市的社会保障基金严重超支,地方政府也会要求公立医院在这些问题被解决之前,分担这些债务。

综上所述，在经过多年的"医改"努力之后，目前，中国的公立医院所面临的九大类困境和挑战，已经远远超出了单纯依靠医院或者医疗卫生行业的自律和努力就可以改变的范围。具体来说，这些困境和挑战如下：

（1）产权没有发挥应有的作用。公立医院缺乏董事会或类似机构的直接管理。虽然政府是公立医院的"老板"，政府也掌握着医院的重大人事决策、重大投资决策和重大项目发展决策权，这几乎等于掌握了医院发展和经营的命脉，但是政府中，并没有任何成员对具体每个医院的运行结果负责。

（2）非营利性医院按照营利性医院模式运作。非营利性医院业务收入中的盈余部分，只能投资于医院的再发展，不能作为任何形式的分红或奖金发给管理人员和工作人员。目前中国的公立医院，由于工资薪酬管理体系设置滞后，与环境变化的速度和形势不相吻合，需要等级工资以外的各种名目的固定或浮动收入作为补充。公立医院需要用医疗业务收入，来保证快速增长的日常运行和人工费用、设备投入甚至部分社会救助功能。目前，在中国医院体系中，大约90％是国有公立医院，按照运作模式，其中大约97％的医院可以被定义为营利性医院。

（3）政府的过度投资或投资不足。对公立医院个案投资的额度没有标准考量。部分医院得到大额补助和项目支持，即使医院自身的财力可以保证的项目，也会得到政府财政补贴（如医院信息管理系统的建设和投入）。而一些急需资金支持的医院，因为种种原因不能得到及时的财政支持。

（4）医疗服务定价问题。由行政主管部门和物价部门对医院医疗服务进行统一定价，虽然在一定程度上保持了相对公平和稳定，但是不易体现知识水平和医疗技术的价值差异，不能完全满足当今医院发展的需求。此外，对医疗技术服务的定价过低，导致药品和各种检查的费用比例增加。

（5）社会保障系统的完善问题。薄弱的社会保障系统和社会慈善机构的不足，使得贫困人群看病难问题突出，这部分人群的欠费问题常常需要医院承担。医院自身的退休人员的工资福利也是由医院支付。此外，政府掌握公立医院的人力资源决策权。一般情况下，医院不能解雇冗员或解聘医院业务不需要的人员，这客观上加重了医院的人力资源负担、加深了医院运行效率低下的问题。医院承担了本该由社会保障系统承担的部分责任和义务。

（6）医患关系矛盾问题。医院在"创收"和"救死扶伤"之间、在"金钱"和"道德"之间摇摆平衡。医务人员的收"红包"、拿"回扣"问题，虽经三令五申，虽经"严打"，仍然得不到有效遏止。"看病难"和"看病贵"被简单地归咎于医院和医生的行为不当、过失和责任，以及"药价虚高"。医患关系的矛盾频频在各地集中"爆发"，除了医院自身的管理问题之外，社会发展过程中的不和谐因素被转移到医疗服务领域，也加重了医患矛盾。

（7）医院外部管理与内部管理的系统设置问题。医院各自所归属的系统种类不一，各种规定和管理办法不完全相同，一定程度上形成管理上的"真空地带"或双重管理。纯粹医药学背景的专家管理，缺乏运行和决策方面的合理性基础。

（8）人力资源管理系统问题。沿用了超过半个世纪的人力资源管理体系，已经远不能满足当今中国医院管理的需求。例如，医院的主管政府部门决定医院的人员编制规模、根据职称和工作年限等条件界定的现行工资等级制度和相对固定的人员"进出"制度，特别是医护人员的低工资制度，能够满足计划经济下的半军事化和配给制的运行需求，但是与现代化医院发展的需求严重脱节。

（9）政府政策的影响问题。政府在很大程度上主导了医院的工作重点。2002年5月，政府发布特许，允许外国和社会资本进入中国医院市场，市场"闻鸡起舞"；2004年秋，政府传递的声音"变调"，市场重新归于沉寂。此外，各级政府没有在公立医院的补偿机制上，给予医院按照非营利性模式运行的空间和可能，同时又强调医院的"公益"性，在双重的、目标不一致的"挤压"下，医院在社会表现和社会形象方面出现种种不协调。

第三章　破解公立医院改革难题的关键

第一节　"冻河模型"的构建

如本书第二章所讨论，社会的进步和发展，导致原有制度的框架不适应新的形势，故而中国的公立医院面临着九大类困境和挑战。这些困境和挑战，已经逐步演化成亟待解决的重大社会问题，并且日益突显出其复杂性和持久性。单纯靠医疗卫生领域内从业人员的努力和修正，完全不足以解决如此重大的社会问题。甚至，作为全国医疗卫生体系最大首脑的卫生部，在这个错综复杂的难题面前，也是力不从心的。解决这些困难和挑战，需要仔细审视并完成整体管理体制的更新、改良，需要中央十多个部委的共同协作，需要全社会的共同努力和推动。

为了进一步探讨哪些关键因素可能是寻找解决系列问题的"破冰点"，我们将中国公立医院面临的九类困境和挑战，设为九个互有关联的因子，试图找出它们之间真正的关系所在。用箭头标示出九类困境和挑战所设立的九因子之间相互的影响方向，得出模型1（图3-1）。

从模型1中，非常容易地看出："医院的产权"，是一个核心因子。这个核心因子受"政府的政策影响"因子影响。此外，"医院的产权"因子还影响其他因子："营利或非营利"、"对医院的投入"、"医院服务的定价"、"人力资源政

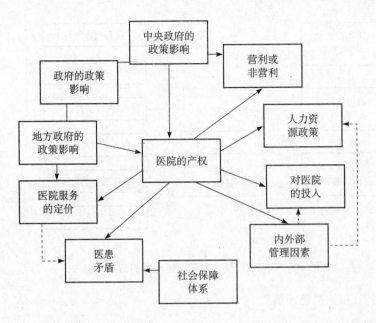

→ 直接影响　--→ 间接影响

图 3-1　模型 1：中国公立医院面临的挑战和困境作为因子之间的相互影响关系

策"、"内外部管理因素"。进一步，在"社会保障体系"和"医疗服务的定价"（"医院服务的定价"因子又受"政府的政策影响"因子的影响）的双重协同下，"医院的产权"因子还影响着"医患矛盾"因子。

有趣的是，当显示因子之间相互影响方向的箭头被全部调整，成为一致的方向时，模型 1 出现了变化，呈现全然不同的结构，模型 2 出现（图 3-2）。

通过改变了的结构，模型 2 更清楚地显示了关键因子的位置所在。这些关键因子，可能就是启动和推进中国公立医院改革的力量所在。这里，"政府的政策影响"处于影响其他全部因子的最前端，显示因子间影响方向的箭头，全部在其之后。

我们试图这样解读模型 2。"政府的政策影响"首先推动着"医院的产权"因子的变化和"社会保障体系"的建立健全。之后，位于第二线的两个因子"医院的产权"和"社会保障体系"，能够直接影响其他因子的变化，包括："营利或非营利"、"对医院的投入"、"医院服务的定价"、"人力资源政策"、"内外

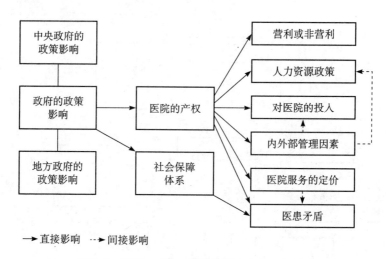

图 3-2　模型 2:统一因子间影响方向后的模型 1

部管理因素"和"医患矛盾"。

　　"医院的产权"影响其他因子的具体解释可能是:"医院的产权",可以决定一个医院的运营模式是营利性的抑或是非营利性的;"医院的产权",可以影响医院人力资源政策的设定,特别是在调整雇员收入水平、决定雇员规模以及人员结构方面;"医院的产权"还可以通过制定重大决策来决定对医院的投入规模和具体实施细节;"医院的产权"可以决定梳理医院管理的整体系统的设置,避免双重或多重管理的出现;"医院的产权"可以理性地、按照政府规定和市场规则来决定医疗服务定价,最终通过合理的收费,患者在健全的社会医疗保障制度下能够享受应得的医疗服务,达到根除医患矛盾的最终目的。在这个过程中,医院人力资源管理体制的调整,可以基本保证医护人员的劳动价值在薪酬收入方面的体现,从而提高医护人员的社会地位和职业自豪感,真正从"治病救人"中体现个人的价值所在,达到彻底消除收取红包和回扣的现象。

　　从对模型 2 的解读中,一个假设出现了:在今天的中国,"中央政府的政策影响",对于"医院产权"和"社会保障体系"的变化,具有最大的影响力,是最首要的因子。事实上,过去的经验也已经清楚地显示了这一点:2002 年,政府一声令下,医院产权的改革"闻鸡起舞";2004 年年底,又是令声响起,所有的医院产权改制行动戛然而止。

当我们将全部九个因子作为变量系列（图 3-3），重新"深挖"它们之间相互的关系和影响作用时，一个事实清晰地浮现：中国公立医院的产权，几乎是虚置的。

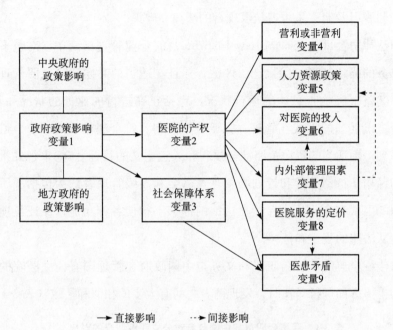

图 3-3　模型 3：作为变量之间的因子影响

分析过程如下。

首先，中国的公立医院没有董事会。医院的高层管理者直接向某一级的政府部门报告。根据医院所属的政府部门，分别由不同级别的政府部门（党委/组织部）任命医院的高级管理人员。进而，政府主管部门的官员在诸如重大财务投入、人力资源政策、员工规模的控制等方面做出决策，医院是执行机构。

其次，在与传统经典的"董事会职责和义务"和实践中的中国政府主管部门的职责和义务作比较时，可能发现：中国政府的主管部门，实际上在扮演着国有公立医院的董事会的角色。罗伯特等（Robert et al.，2001）曾经描述过，董事会的职责和义务是：①挑选、定期评估，并且在需要的时候，替换首席运营官（CEO）。决定组织正常运行所需的人力资源薪酬福利政策。审视和回顾连续计划的制订和实施。②审视和回顾并且在适当的形式下批准财务目标、主要的战略战术和行动计划。③对高层管理者提供建议和忠告。④对股东的投票选举董事会成员，进行挑选和推荐；评估董事会的程序和表现。⑤审视和回顾制度的适当与否以及制度是否遵从了现行的法律和政策。

美国法律协会（American Law Institute）的企业管理指南中，对董事会的职责与义务的描述如下：①挑选、评估，并且在适当的时候解除主要管理人员的职务。②监视和检查总体的运行状况，包括正在进行的业务的状况和基础、资源是否被以妥当的方式在管理（强调股东所得、符合法律法规、符合道德规范、考虑到运用适当的资源关照社会福利和人道主义的目标）。③审视并批准行动方针和计划。行动方针和计划必须是董事会和高级管理者认为包括了所有应该被考虑的因素和变化。④保证在法律的框架下行使各种功能，保证各项规定和标准遵从法律的规定和范畴。

在将传统经典的董事会职责和义务与中国政府在管理国有公立医院的职责和义务的主要方面进行对比时，发现两者之间有太多的相似和一致（表 3-1）。

表 3-1　董事会职责与中国政府对公立医院职责的对比

董事会主要职责	中国政府对公立医院的主要职责
①选拔、定期评估，并且替换主要的高级管理人员	①选拔、定期评估，并且替换主要的高级管理人员
②决定保证正常运行所需要的人力资源薪酬福利政策	②决定人力资源薪酬福利政策
③审视连续的工作计划	③医院向政府报告重大的财务事件和发展计划
④审视和回顾，并在适当的形式下批准财务目标、主要的战略战术和行动计划	④决定医疗服务的定价和对医院的投入数量以及内容
⑤对高层管理人员提供建议和忠告	⑤对高层管理人员提供建议和忠告
⑥对股东的投票选举董事会成员，进行挑选和推荐；评估董事会的程序和表现	⑥评估医院运行状况
⑦评估程序和表现	⑦评估医院管理者的表现
⑧审视和回顾制度的适当与否以及制度是否遵从了现行的法律和政策	⑧审视和回顾制度的适当与否以及制度是否遵从了现行的法律和政策

最后，在目前的中国，国有公立医院的产权属于国家。问题是：谁在代表

"国家"？哪些人或哪些组织或团体是真正的国有医院的拥有者并且对这部分的国有资产真正负责？政府是真正的产权拥有者，或者在代表"国家"行使着监督和管理这部分国有资产的责任吗？

然而，事实上的中国政府并不是国有公立医院的董事会。实际运行中，主管医院的政府工作人员会因变动工作岗位，不时从一个部门到另外一个部门或者更高层级的部门；主管医院工作的官员们，对于国有公立医院的长期发展和长期战略目标的实现，并没有相应的、长期的责任和义务；进一步，国有公立医院的管理结果，包括财务运行状况、是否盈亏等，不是各级政府主管官员的责任，对他们而言也不构成"真正的问题"。

既然现有的中国公立医院的产权是虚置的，虚置下的产权所有者，没有起到真正应有的作用，那么，对产权形式进行改革，是否是一条可行的出路？

如图 3-3 所示，将中国公立医院面临的九类困境和挑战作为因子分析其间的相互影响，可发现中国公立医院的产权虚置问题。将全部因子视为变量，则全部变量被区分为三层。第一层是"政府的政策影响"；第二层有两个变量"医院的产权"和"社会保障体系"；第三层是其他几个变量因子，包括："人力资源政策"、"营利或非营利"、"对医院的投入"、"医院服务的定价"、"内外部管理因素"和"医患矛盾"。我们将这三层变量因子的排列方向，做 90°调转，结果如图 3-4 所示。第一层的变量 1，可以影响第二层的变量 2 和变量 3；第二层的两个变量，可以直接影响其他几个位于第三层的变量。

对于所有的变量来说，在某些前提或外力的作用之下，变化是可能发生的。根据变量间影响的力量方向，我们发现：变量 1 是第一层，称之为"决定性变量"；第二层的变量 2 和变量 3，可以被称为"中介变量"；第三层的全部变量被称为"受体变量"。

"决定性变量"在影响传动的整个反应链中具有头等驱动力量，可以从根本上启动对"中介变量"的影响，从而达到对其他所有"受体变量"的间接影响。而"中介变量"可以直接作用于"受体变量"，同时，"中介变量"必须接受

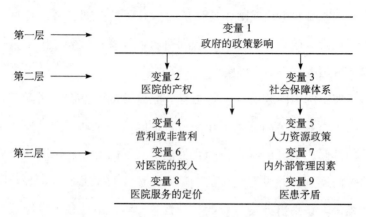

图 3-4　模型 3 调转 90 度之后相互影响的变量排列

"决定性变量"的影响力量。至于"受体变量"，它们只能被动地接受来自"中介变量"和"决定性变量"的直接与间接影响而产生变化。

问题是：假设变量 2"医院的产权"几乎是虚置的，那么，怎样的作用力能够在这种变量的反应链中导致何等的反应？还有，变量 3"社会保障体系"，相对也是薄弱的。结果是：两个"中介变量"对传递"决定性变量"的影响以及直接产生对"受体变量"的影响方面的作用，都是薄弱的。在这种情况下，如果"政府的政策"想达到改善医院存在的所有问题的目的，想改变人力资源状况、营利或非营利、对医院的投入、内外部管理因素、医院服务的定价和医患矛盾等问题，几乎是不可能的。造成这种情况的主要原因是："中介变量"太过于薄弱，以至于"决定性变量"的影响，难以传递到"受体变量"。显而易见，如果"中介变量"中，"医院的产权"和"社会保障体系"是虚置的或太过于薄弱，"政府的政策"作为"决定性变量"就难以发挥影响，难以影响"受体变量"所蕴含的问题。

在这里，我们可以将图 3-4 比拟成一条覆盖着冰层的冻河。这条冻河，最上面的一层（图 3-4 的第一层）是厚厚的冰冻层；中间（图 3-4 的第二层）是水流层，有鱼有水草；最下方（图 3-4 的第三层）是河床，河床中有微生物、植物、种子和病毒等，如图 3-5 所示。

这条冻河，我们称其为"冻河模型"，尝试用它来解释想阐明的问题。如

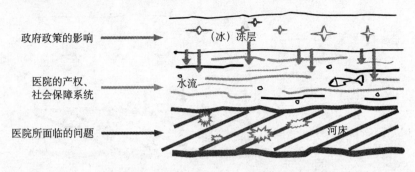

图 3-5 冻河模型 I —— 公立医院的产权虚置

图 3-5 所示，冻河最上层的冰冻层，是"政府政策的影响"；中间的水流层，寓意"医院的产权"和"社会保障体系"；河床是最下层，表示中国医院所面临的问题（这些问题的存在，已经远远超出了依靠医院自身的力量可以解决的范畴，包括医院是营利的还是非营利的、内外部管理因素的设置、对医院的投入、医院服务的定价以及医患矛盾）。

冻（冰）河模型 I 所显示的状况，可以帮助解释中国"医改"的现状，即冰冻层的力量（政府的影响作用）难以直接抵达底部、抵达河床以至于根除河床中存在的病毒和细菌（难以解决中国公立医院所面临的种种问题）。原因是由于中间水流的隔离，即"医院产权"和"社会保障体系"的虚置和薄弱，冰冻层的力量即使强大，也难以有效发挥作用。

如果可能，冰冻层加厚，直至整条河流的水全部变成冰冻层。此时，冰冻层的力量很大，可以直接抵达河床，消灭存在于河床里的细菌和病毒（图 3-6）。我们称之为"冻河模型 II"。

冻河模型 II，可以用来帮助解释北欧的医院管理体系和中国香港的情形，即冰冻层加厚，意味着"政府政策的影响"力量加大（其前提是政府有足够的财政力量，用于投入并支持全部的、政府想发起的行动和实施的计划）。在此情形下，"社会保障体系"和"医院的产权"全部被政府的强大力量所囊括、所融合。此时的冻河，实际上只有两层：第一层是"政府政策的影响"，加上"社会保障体系"和"医院产权"的作用；第二层即是医院面临的各种问题。政府在

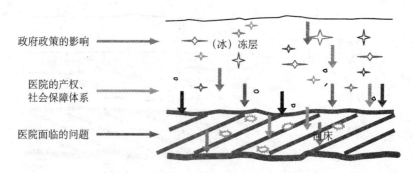

政府政策的影响 ➡️ （冰）冻层

医院的产权、
社会保障体系 ➡️

医院面临的问题 ➡️ 河床

图 3-6　冻河模型 Ⅱ——政府影响的强化直接解决问题

意欲解决医院面临的问题时，可以通过"社会保障体系"和"医院产权"作用的协同，直接地、有效地达到目标。

很多学者和社会舆论在探讨中国"医改"的关键问题时，最容易提出的方案就是：中国只要增加多少亿人民币的投入，加大对医院和医疗服务的补偿，全部问题就可以迎刃而解。然而我们所面临的现实问题是：在一个处处需要增加财政投入的、快速发展的社会，即使有相当多的财政收入，如何使得医疗卫生领域能够先于"百年育人"的教育领域和其他领域而优先得到"足够"的财政投入？2011 年中国医院协会会长曹荣桂表示：据调查，全国 90％的县级医院是负债经营（周婷玉等，2011）。如前所述，中国的医改，曾经提出过改变国有公立医院的产权形式，其目的之一，就是减少政府的财政投入负担。在部分地区还需要"医院反哺政府"的时候，怎样才能够找到一种有实际操作性的、可以实施的公立医院改革的路径？

在这种状态下，政府的作用可以在水流的，即事实上的"医院产权"和健全的"社会保障系统"的联合作用下，影响并解决医院存在的问题。

冻河模型的第三种状态（图 3-7）的关键是强化事实上的医院产权的作用，以及健全社会保障体系。在中国，目前仍然有 90％以上的医院属于国有公立医院，使这些公立医院逐步实施产权多元化，真正实现让部分公立医院的产权改变成股份制和民营性质，可能是一条解决公立医院面临困境和挑战的有效途径。当然，这种解决途径，需要相应的法律法规的支持、保障过程的透明和公平。如图 3-7 所示，在"冻河模型"的第三种状态中，实际上可以称之为"常态下的河流"。在这种状态下，冰层完全融化在水流之中，分不出彼此。意指"政府政策的影响"，与"医院的产权"和"社会保障系统"融合在一起，形成了对于河床更加强大的冲刷力和影响力，有利于解决医院中存在的各种问题。这种状态，可以用来解释美国的医疗管理系统：美国政府颁布的政策和法规，通过医院产权的代表——董事会得以贯彻和实行。同时，强大的社会保障系统在客观上，也成为传递政府影响力量、减少医院中各种不良现象产生的辅佐因素。

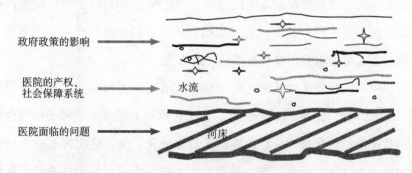

图 3-7　冻河模型Ⅲ——政府控制部分医院的产权

2010 年 4 月，国务院办公厅发布的《医药卫生体制五项重点改革：2010 年度主要工作安排》中明确提出：推进公立医院改革试点，包括改革公立医院补偿机制、科学合理确定公立医院人员编制等。但是，没有迹象显示，现有公立医院的产权制度多元化将重新被提上改革的日程。也没有任何依据相信，这些或者已经被试验过的工作方式和具体措施，特别是强化中央政府调控力度，一定能够达到逐步解决"幅员辽阔"、经济发展态势欠均衡的各地公立医院所面临的困境和挑战。

考虑国民心理的普遍接受程度以及国家发展稳定前行的平衡保持，也许在"恰当"的时候，特别是法律和法规配套的时候，启动公立医院的产权制度改革，才最恰当。正如马萨西克（Masahiko，2001）描述的：制度进化的过程，表现为不时中断的一种平衡。特点是路径的依赖和另辟蹊径，同样引人注意的是制度进化过程的持久性和某些节点上的契合。

第二节　广东医药界高管人员对医改的看法

一、问卷的设计及受访对象的选择

在"冻河模型"的基础上，一个假设出现了：今天的中国，政府有极大的权力和影响力，启动和推动公立医院的改革。在高达90％以上的医院为国有公立产权的情况下，实行产权多元化（包括集体股份制和民营产权）可能是一条解决中国公立医院面临的困难和挑战的有效路径。

然而，中国的公立医院改革，由于独特的历史原因和现实情况，不能简单地复制"美国经验"或者"欧洲经验"。那么，哪种方法将是适用于中国公立医院改革的最佳选择？此外，公立医院的产权多元化，是否确实将是一个切实可行的解决中国公立医院面临问题的路径？为了进一步探讨假设的真伪，我们完成了调查问卷的设计、回收和统计，并试图从中得出总结。

调查问卷样本范围确定为广东省医药卫生领域的高、中级管理人员中间。由于工作关系，2003～2009年年底，笔者在中山大学担任"医药卫生管理高级工商管理硕士学位项目"执行主任期间，中山大学招收了六届"医药卫生管理高级工商管理硕士学位项目"学员（300多人）。其中主要是广东省医药卫生领域的高、中级管理人员，包括广东省卫生厅的副厅长、食品与药品监督管理局局长、疾病预防控制中心（CDC）主任、广东省中医药局副局长、广东省人力资源和社会保障厅官员、广东省各主要地市卫生局负责人、大中型医院的院长及主要管理人员、国药集团总经理/副总经理以及大型医药公司的高级管理人员等。人员分布的地理位置覆盖几乎全部广东省内的地市（除了梅州、河源等少数地市），包括汕头和湛江等距离广州较远的地区。在得知本问卷调查"纯属学术研究目的"之后，样本范围内的全部人员，欣然接受了问卷调查并负责将问卷回收。

问卷设计完成后，恰逢在珠海市召开了一个全国性的医学专家临床研讨会。与会者多为临床专家身兼医院高层管理人员。笔者用初步完成设计的调查问卷，在这些与会者中间进行了抽样调查，将其作为前期测试。在测试中，问卷中部分问题的提法得到进一步澄清和修订。

整个问卷分为两大部分（附录）。第一部分主要是一般信息，包括性别、受教育背景、专业背景、从事管理工作的年限、雇主的主要信息（如医院规模）、工作职位等可能影响受访者观点的主要元素。第二部分的问题设计，主要目的是了解受访者个人对于中国医院管理中特定问题的观点和看法，包括如何看待中国医院目前面临的挑战和困境、医院产权对医院管理的影响、影响中国公立医院改革的关键因素、中国公立医院管理体系的理想模式等。

提出问题的目的是了解受访者们的个人观点：他们是否认为政府将是影响中国公立医院管理体制改革的至关重要的因素？他们是否认为中国公立医院面临困境和挑战，这些困境和挑战在他们看来是什么？在他们的观点中，医院产权起了什么样的作用？在中国公立医院改革的过程中应该采用哪些措施？哪些因素是确保公立医院改革成功的关键？他们怎样看待民营医院？他们是否愿意成为民营医院的雇员？如果他们选择到民营医院工作，影响其决策的条件是什么？

预设的样本总数为 500 份。在上述中山大学"医药卫生管理高级工商管理学位项目"的学员中，抽取 90 人（前提是尽量避免在同一个单位工作）。基本条件是被抽取的 90 人，在其工作单位担任主要的、有影响力的职位。对于他们而言，除了其本人完成的问卷，其余问卷的发放和回收工作相对容易。抽取的 90 人的工作单位，在地理位置上的分布也基本保证均衡。

问卷调查之所以选择在广东省完成，除了上述工作关系原因所带来的方便，还有一个主要原因：广东省属于我国经济比较发达的地区，经济体制的改革起步较早，民营企业的运行状况比较好。在曾经启动的公立医院产权改革的浪潮中，如前所述，广东省处于比较中间的位置，既不过于激进又不属于"按兵不动"。此外，有几个中型公立医院的产权改革已经完成。最重要的原因是：公立医院产权多元化或者说私营化，这个说法本身还是或多或少有些"过于敏感"，特别是在广东之外的一些省份和地区。

问卷发放之前，逐一电话联系样本内的前 90 位受访者，详细解释问卷调查的目的和意义、说明问卷填写方法以及需要他们本人配合，完成其余问卷的发放、讲解和回收工作。这 90 位受访者需要完成除自己的问卷填写任务之外，再找到 5～6 位"平时关心医改问题"的医疗卫生领域的管理人员，向他们做出说明并负责按时完成和收回问卷。529 份合格问卷被按时收回。

二、受访对象的基本信息

在 529 份问卷受访者中，347 位（65.60%）男性；182 位（34.40%）女性。52 位（9.83%）有医学博士学位；148 位（27.98%）有硕士学位；219 位（41.40%）有学士学位。其余的为受教育水平低于"学士"。

在职业背景信息中，374 位（70.70%）为临床医学；69 位（13.04%）接受过管理学培训或教育；33 位（6.24%）专业背景为药学。此外，409 位受访者（77.32%）在医院工作；67 位（12.67%）受访者在政府主管医疗卫生的部门工作（省或市卫生局），有 25 位（4.73%）在医药公司工作。

关于目前的管理职位，82 人（15.50%）为所在医院、机关或公司的"一把手"；287 人（54.25%）是单位的"主官"，包括医院副院长、卫生厅副厅长、卫生局副局长或相关处室的处长；128 人（24.20%）为高级管理人员，包括科室主任或小型单位的主要负责人。这其中，超过 50%（277 人）的受访者在管理位置上已经有超过 10 年的经验；75%（398 人）在管理岗位上有超过 6 年的管理经验；301 人（56.90%）在过去 5 年中得到过提升。

全部受访者都在医药卫生领域工作，包括医院、省卫生厅/市卫生局（政府部门）或医药公司（表 3-2）。

表 3-2　问卷调查受访者基本信息

性别	男	女					
人数/人	347	182					
百分比/%	65.60	34.40					
学位	博士	硕士	学士	其他			
人数/人	52	148	219	11			
百分比/%	9.83	27.98	41.40	20.79			
专业	医学	药学	管理	经济	文学	艺术	其他
人数/人	374	33	69	10	8	1	35
百分比/%	70.70	6.24	13.04	1.89	1.51	0.196	0.62
单位	医院	政府	医科大学	医药公司	大学	其他	
人数/人	409	67	17	25	3	8	
百分比/%	77.32	12.67	3.21	4.73	0.57	1.51	
职位	首脑	主官	高级管理人员	管理人员	（没填写）		
人数/人	82	287	128	29	3		
百分比/%	15.50	54.25	24.20	5.48			
管理经验/年	0～5	6～10	11～15	16～20	21～25	26～30	＞30	（没填写）
人数/人	107	121	127	76	44	18	12	24
百分比/%	20.23	22.87	24.01	14.37	8.32	3.40	2.27	4.54
任现职/年	0～5	6～10	11～15	16～20	21～25	26～30	＞30	（没填写）
人数/人	301	128	41	16	10	1	5	27
百分比/%	56.90	24.20	7.75	3.02	1.89	0.19	0.95	5.10

注：有两份问卷本表信息空缺；"没填写"的含义是本栏目信息没有填写，原因不详。

有关受访者工作单位的基本信息汇总如下（表 3-3）。

表 3-3　调查问卷受访者工作单位基本信息

产权	国有	民营	合资	外国	军队	（没填写）
人数/人	400	3	2	0	3	1
百分比/%	97.80	0.73	0.49	0.00	0.73	0.24
病床数/张	0～499	500～999	1000～1499	1500～1999	2000～2500	（没填写）
医院数/家	197	74	60	40	37	1
百分比/%	48.17	18.09	14.67	9.78	9.05	0.24
日均门诊人数/人	0～1999	2000～3999	4000～5999	6000～7999	＞8000	（没填写）
医院数/家	187	100	58	15	41	
百分比/%	45.72	24.45	14.18	3.67	10.02	

注："没填写"的含义是本栏目信息没有填写，原因不详。

受访者中，有 400 人（97.60%）的工作单位是国有公立医院，有 3 人

（0.73%）是民营医院的老板；2人（0.49%）在合资医院工作；3人（0.73%）在军队医院工作。

关于医院规模，以住院病床数和平均日门诊量为主要区分指标。受访者中有一部分在大型综合性医院工作，另外有一部分在相对规模较小的专科医院工作。绝大多数的医院为国有公立医院。

三、问卷调查结果分析

问卷的第二部分，是有关中国公立医院的特定问题，针对收集受访者个人看法和观点。

第一个问题是封闭性的："你是否认为中国医院的管理体系中存在需要改进的问题？"全部回答"是"（只有一张问卷此问题是空缺，但是第二个问题"您认为目前中国医院管理体系中存在的问题及相关问题有哪些？"此处又有详细回答。因此认定第一题答案为"是"）。第二个问题是不限项选择题"您认为目前中国医院管理体系中存在的问题及相关问题有哪些？"回答结果如表3-4所示。

表3-4　第二题的选项回答结果

问题（选项）	选择人数	百分比/%
a. 人力资源管理体制滞后	437	82.61
b. 医院服务定价不合理	403	76.18
c. 政府对国有医院的投资或补助短缺	504	95.27
d. 本该是非营利的公立医院无奈按照营利性模式运行	414	78.26
e. 国有医院产权作用没有体现；无董事会对医院运行结果进行监督和承担责任	271	51.23
f. 社会保障系统不够完善	467	88.28
g. 社会舆论普遍认为医患关系不和谐	399	75.43
h. 医院内部和外部管理系统的设置和运行机制不够合理	361	68.24
i. 政府没有为医院的改革提供有力和稳定的政策以及立法方面的支持	431	81.47
j. 其他	14	2.65

注：有1名受访者本题没有给出回答。

在第二个问题答案的选项中，从"a"到"i"是前面第二章中，根据公开报道和个人访谈以及举办"中国医院发展论坛"等途径收集的信息并归纳总结出的中国公立医院面临的九类困境和挑战。每个"困境和挑战"设为一个选项。"j"选项为"其他",提供一个空白处,方便受访者写下他们认为存在的其他困境和挑战,如果有的话。结果是:除了从"a"到"i",只有14名受访者在"其他"项中写下了他们的观点,归纳为四个方面:"政府没有足够的担起责任"、"管理机制不合理"、"缺乏有效的管理机制"和"缺乏商业保险公司的监督"。

从第二题的选择答案结果看,可以认为我们在本书第二章中总结出的中国公立医院面临的九类困境和挑战,基本与实际情况相吻合。因为从"a"到"i",除了"e"(271人次选项)和"h"(361人次选项)之外,几乎全部选项的选择都在400人次。只有14人认为除了总结出的这九类之外,还有其他的困境和挑战(表3-4)。

第三题是"在问题2列出的九类问题中,您认为影响中国医院管理体制改革最为关键的因素有哪些(请按照重要度的先后顺序填写)"。结果有:197人(37.24%)认为:"政府对国有医院的投资或补助短缺";117人(22.12%)选择"政府没有为医院的改革提供有利和稳定的政策以及立法方面的支持";59人(11.15%)认为"社会保障系统不够完善"是影响中国医院管理改革的最为关键因素(图3-8)。

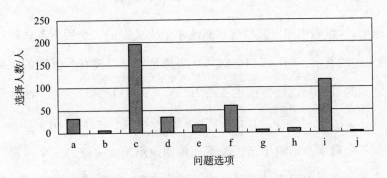

图 3-8　第三题"位列第一的最重要的因素"

这里，引人注意的是受访者所认为的最为关键的三个因素，包括"政府对国有医院的投资或补助短缺"、"政府没有为医院的改革提供有利和稳定的政策以及立法方面的支持"和"社会保障系统不够完善"，在前述的"冻河模型"里都属于最为关键的"政府的政策影响"，即"决定性变量"的范畴和"中介变量"按照影响方向，属于上层发出影响，是可以影响其他变量因子的最重要部分。

第三题的答案中，认为最重要的三个因素中位列第二的因素，分别是：103位受访者（19.47％）选择"社会保障系统不够完善"；101人（19.09％）选择"政府对国有医院的投资或补助短缺"；66人（12.48％）选择"本该是非营利的国有医院无奈按照营利医院模式在运作"（图3-9）。

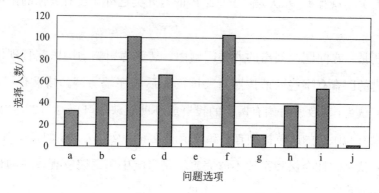

图 3-9　第三题"位列第二的最重要的因素"

第三题中，"影响中国医院管理体制改革最为关键的三个因素"位列第三的"最重要因素"的答案：81人（15.31％）选择是"政府没有为医院的改革提供有利和稳定的政策以及立法方面的支持"；75人（14.18％）认为"社会保障系统不够完善"；57人（10.78％）选择"医院服务定价不合理"（图3-10）。

将全部三个对于"影响中国医院管理体制改革最为关键的三个因素"的选择答案汇总排列，可以发现被选择答案的聚合现象："f"选项，即"社会保障系统不够完善"在三个最重要的因素选项中出现过三次，可能意味着受访者

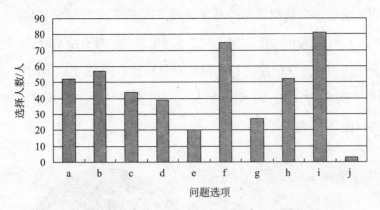

图 3-10 第三题 "位列第三的最重要的因素"

们已经意识到 "社会保障系统不够完善" 是影响中国医院改革过程的最重要因素；其余的选项，"i" 和 "c" 分别出现过两次，意味着 "政府没有为医院的改革提供有利和稳定的政策以及立法方面的支持" 和 "政府对国有医院的投资或补助短缺" 这两个因素确实存在，并被认为也是影响中国医院改革过程的最重要因素。此外，"d" 和 "b" 选项出现过一次，表明在受访者的看法中，"本该是非营利的国有医院无奈按照营利医院模式在运作" 和 "医院服务定价不合理" 这两个问题也是很明显的存在并影响中国医院管理体制的改革（表 3-5）。

表 3-5 第三题 "位列前三的最重要的因素"

	位列第一	位列第二	位列第三
第一选项答案	c	i	f
第二选项答案	f	c	d
第三选项答案	i	f	b

受访者们所选择的 "影响中国医院改革过程的最重要因素" 中，没有 "医院产权" 相关的选项。原因可能是：在绝大多数受访者的受教育背景中以临床医学、药学等为主，故而 "产权" 和 "董事会责任" 对他们而言，是比较陌生的概念，他们还没有从这两个角度考虑问题的习惯。

第四个问题和第五个问题又是封闭性的："您是否认为医院的产权以及董事

会的监管也是决定医院管理质量的非常重要的因素？"325 人（61.44%）回答：
"是"；167 人（31.57%）回答："否"；37 人（6.99%）没有给出回答。"您是否
赞成对部分中国国有公立医院进行产权所有制的改革？"对于这个问题，有 416
人（78.64%）回答："是"；93 位（17.58%）回答："否"；20 人（3.78%）没
有给出回答（图 3-11 和图 3-12）。

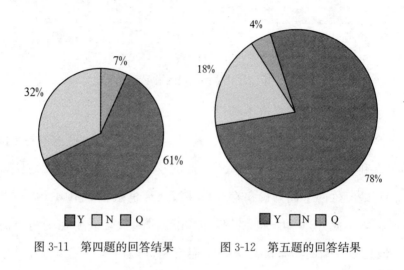

图 3-11　第四题的回答结果　　　　图 3-12　第五题的回答结果

这个结果，加上第二个问题的选项中只有 271 人（51.23%）的受访者选择
"e"，"国有医院产权作用没有体现；无董事会对医院运行结果进行监督和承担
责任"，可能显示出在医疗卫生领域工作的管理者们，仍然不具备足够的有关
"产权"的知识背景，甚至不够了解董事会的责任究竟应该是什么。这个现象的
产生，可能与历史原因有关，因为这些管理者们，从他们以往学习的课本或日
常工作中，极难获得有关"产权"或"董事会"的信息和概念。此外，这个现
象的产生，与我们在"冻河模型"中讨论过的问题：中国的公立医院的产权虚
置，有极大的关联。医疗卫生领域的管理者们，确实还没有建立起从"产权"
和"董事会责任"的角度思考问题的习惯。

关于第六个问题的回答，又是一个不限选项的多选题目，但是所选择
的答案呈现高度集中趋势："您认为哪些医院应该进行产权改革？"有 329

人（62.19％）选择答案是"每个城市保留几个政府指定并支撑的大型医院，其他的国有医院全部改制"；207 人认为"在大（中）城市中的中型和小型医院应该被改制"；204 人选择"企业和各部委医院应该被改制"（图 3-13）。

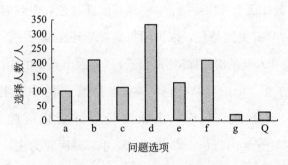

图 3-13　第六题的选项结果

最引人注意的，是第七题"如果医院产权改革重新被提上日程，您认为促成这个变化产生的决定性因素是什么？（请只选择一个答案）"。受访者们的答案选择，再次显示了极其高度的集中趋势。有 405 位受访者（76.56％）选择答案为："政府决策"；只有 56 人（10.59％）选择答案为："社会各界的呼声"；27 人（5.10％）选择答案："医院高层管理者的呼声"（图 3-14）。

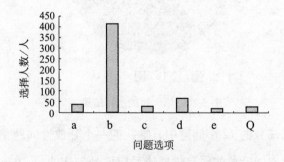

图 3-14　第七题的选择答案结果

非常明显，这个结果在一定程度上验证了我们之前在第三章第一部分中探讨过的有关变量之间的相互影响，变量 1"政府的政策影响"在所有变量中是最为重要的。与这些接受问卷调查的管理者们所给出的选择是完全一致的。

对于"如果可以预测，您认为中国国有医院的产权制度改革是否还会被重新作为工作重点提出？"这个问题，330 位受访者（62.38%）回答："是"；170 人（32.14%）回答："否"；26 人（4.91%）没有回答。

第九题是选择题："您认为未来的、理想中的中国医院管理体系将具有哪种明显的特色？"答案有三个选项：第一，"具有欧洲特色，由政府投资并管理医院为主"；第二，"具有美国特色，以民间投资并管理医院为主；政府主要负有监控责任和承担特殊人群的医疗保障"；第三，"发展出真正的中国特色"。结果如下：325 位受访者（61.44%）选择"发展出真正的中国特色"；123 人（23.25%）选择"具有欧洲特色，由政府投资并管理医院为主"；77 人（14.56%）选择"具有美国特色，以民间投资并管理医院为主；政府主要负有监控责任和承担特殊人群的医疗保障"（图 3-15）。

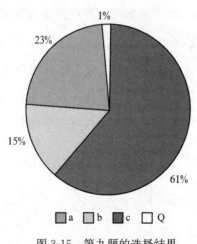

图 3-15　第九题的选择结果

在本问卷第二部分的 12 个问题中，唯一的一个开放性问题是第十题"请简述您认为真正具有中国特色的医院管理体系应该是怎样的？"关于这个问题的回答，252 位受访者（47.64%）没有给出任何回答，显示出对这个问题的"茫然"；其余的 277 人（52.36%）给出了可以被划分为 17 类的回答，结果如表 3-6 所示。

表 3-6 "中国特色的医院管理体系"的答案汇总

序号	答案分类	人数	百分比/%
A	政府应该增加投资向所有人提供基本的医疗保险	227	100.00
B	民营医院运行良好并且提供高质量的医疗服务	156	68.72
C	良好的市场环境	107	47.14
D	医院得到合理的偿付机制	103	45.37
E	每个人都应该有医疗保险	105	46.26
F	政府的监督机制到位	86	37.89
G	董事会负责下的清楚的产权和运行机制	66	29.07
H	运行良好的社区医疗机构	45	19.82
I	医务人员有合理的工作报酬	31	13.66
J	医药分家	9	3.96
K	良好的疾病预防和控制系统	5	2.20
L	保险公司监督医疗卫生机构		
M	政策的稳定性	*	
N	特定的医院管理组织	*	
O	合理的人力资源政策	*	
P	医院自治	*	
Q	医院雇员有投票和监督权	*	

注：＊为少于 3 人；百分比低于 0.95％。

这个结果可能显示：尽管很多人认为中国的医院管理系统改革应该是"发展出真正的中国特色"（在该问卷调查中有 61.44％的受访者，即 325 人选择"发展出真正的中国特色"），但是对于什么样的布局和特点才是真正的"中国特色"，多数人（有高达 47.64％的受访者，252 人）并没有十分清晰的概念或者比较明确的勾勒。显示出这个问题本身的艰深。

在 227 位对于"真正具有中国特色的医院管理体系"给出自己看法的简要描述的受访者中，全部人认为"政府应该增加投资向所有人提供医疗保险"。此外，有超过一半的人认为应该发展民营医院，使得民营医院运行良好，并且能够提供高质量的医疗服务。

第十一题是多选题"您认为国有医院产权制度的改革最需要的支持条件有哪些？（不限选项）"，可选答案有七个，包括："法律"、"社会保障"、"经济"、"管理"、"观念"、"体制"和"其他"。结果如下：281 人次（53.12％）选"法律"；261 人次（49.34%）选"社会保障"；108 人次（20.42%）选"经济"；122 人次（23.06%）选"管理"；99 人次（18.71%）选"观念"；275 人次（51.98%）选"体制"；1 人次（0.19%）选"其他"。在全部问卷中，有 125 位受访者（23.63%）没有给出答案。结果汇总如图 3-16 所示。

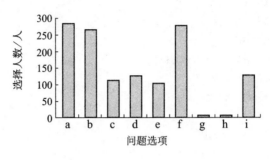

图 3-16　第十一题的选项结果

本题答案的所有选项中，被选最多的三个选项分别是："体制"、"法律"和"社会保障"。再次从一个角度帮助验证了"冻河模型"的推论和假设。

为了进一步了解，受访人群对于离开国有医院这件事的看法，第十二题是"如果您目前在为国有医院工作，您是否愿意接受工作邀请，到民营或外资医院担任高级管理职位？如果未来您愿意到民营或外资医院担任高级管理职位，促使您做出决定的主要因素可能是什么？"问卷结果是：有 398 人（75.24%）对于"是否愿意接受工作邀请，到民营或外资医院担任高级管理职位？"回答："是"；75 人（14.18%）回答："否"；56 人没有给出回答。

对于"促使您做出决定的主要因素可能是什么？"这个问题，398 位给出肯定回答的受访者中，有 205 人（51.51%）选择"国家在政策上对民营医院/外资医院/国有医院一视同仁"；274 人（68.84%）认为是"可以更好地施展才能"；17 人（4.27%）认为是"其他"因素促使；另外，有 136 人（34.17%）仅仅回答了"是"，但是没有给出促使其做决定的因素可能是什么。

这个结果，有高达 74.24% 的受访者，对于是否可以考虑到民营医院或外资医院工作给出了积极正面的肯定回答，可能在某种程度上揭示了在国有医院或公立单位工作的人群，并不完全满意目前的职位和工作环境，甚至可能是发展空间和收入等。特别值得注意的是，在假设能够得到政府政策的公平对待时，他们认为离开目前的职位是一种可行的选择。某种程度上提示了，促使人们离开现有位置谋求其他发展的前提是：让他们感到待遇公平。

如前所述，根据本问卷的"一般信息"，在 529 位问卷受访者中，有 52 人（9.83%）有医学博士学位；148 人（27.98%）有硕士学位；219 人（41.40%）有学士学位。那么，具有不同的受教育背景的管理者，对于公立医院所面临的总体环境的感知，是否有区别？用"冻河模型"来描述，这些受访者所在的工作岗位，恰好分别是第一层"政府政策的影响"和第三层"直接接触医院面临的挑战和困境"。这个特定人群对于中国医院管理体制的变化和进步，有着直接的、相当大的影响。他们的态度积极，努力配合，可能会推进整个过程；他们消极并且持观望态势，则整个进程的推进，会更加艰辛。

在试图发现"不同受教育背景是否影响受访者的观点"这个问题上，用contingency tables 方法对所得数据进行分析，得出结论为：具有不同受教育背景的受访者，在对于有关中国公立医院面临的总体环境中的困境和挑战，以及未来可能发生的变化的总体看法方面，没有发现有意义的差异。

进而，如果这些受访者的受教育背景大多（76%）是医学或药学，那么在管理职位上的时间长短这个因素，是否能够影响他们对于中国医院管理体制的一般观点和看法？同样，对于得到的数据，用contingency tables 方法进行分析，得出的结论还是：在管理职位上的时间长短，与受访者对于中国医院管理体制中的一般问题的观点和看法，没有明显的相关性。

人们常说"位置决定看法"。在接受本问卷调查的 529 人中，有 76% 的人工作岗位在医院，13% 在政府主管部门，因而，除了受教育背景以及在管理工作职位上的时间长短，目前的工作职位，是否是一个影响他们观点和看法的因素？用 contingency tables 方法，依次对这个问题进行探索，结论显示：工作职位的异同，没有明显影响受访者对于中国公立医院面临困境和挑战以及未来出路的一般看法和观点。

四、问卷调查结论

整个问卷调查结束后，根据结果分析，有以下启发和初步发现：

正如我们在本书第二章中讨论并试图总结的，中国公立医院面临的九类困境和挑战，在实际情况中，几乎可以完全覆盖中国医院体系面临的全部困境和问题。在这九类困境和挑战中，"薄弱的社会保障体系"是目前中国公立医院面临的以及未来改革所面临的最大的挑战；"政府没有为医院的改革提供有利和稳定的政策以及立法方面的支持"和"政府给国有公立医院的投资或补助短缺"同样被认为是主要困境和挑战。此外，最大的困境和挑战依次为"本该是非营利性质的国有医院无奈按照营利医院模式在运作"和"医院服务定价不合理"。

关于"医院产权"和"董事会责任"的概念，很明显，还没有被受访者所完全明了和熟悉。这可能意味着在所受教育和工作实践的双重背景下，"医院产权"和"董事会责任"相关信息和知识的缺失。

此外，在目前的管理体制中，中国公立医院的改革可能应该朝向这个方向：仅在大中型城市中保留几个计划中的、由政府税收财政支撑的大型公立医院包括教学医院，其他的中小型医院逐步实行产权多元化的改制，包括股份制或民营化。前提是改善立法环境和保证相对的透明和公平。

政府的决策，依然是推动中国公立医院产权改革的最为关键因素。多数受访者预测：在不久的将来，中国的公立医院的产权改革还会被重新启动。对于未来的中国公立医院改革所形成的"真正有特色的中国模式"，还没有一个完全清晰的概念或者说切实可行的蓝图。立法和制度是最重要的支持国有医院产权改革的两个因素。

现有在国有公立医院或政府部门中工作的人，他们中的大多数（75.24％的受访者）可能在一定条件下，愿意到非公立的部门工作。前提是能够得到政府政策方面的相同待遇，当然，还有更高的个人收入和更好的发展空间。

此外，具有不同受教育背景、在管理职位上的时间长短不一和所在工作职位的不同，不会明显地影响受访者对于中国公立医院面临问题和未来出路的一般观点和看法。

本次调查问卷的结果，从一个特定的角度，验证了我们在"冻河模型"的推论和讨论中得出的假设：在今天的中国，政府有极大的权力和影响力推动医院的改革。在高达90％以上的医院为国有公立产权的情况下，实行产权多元化（包括股份制和民营产权）可能是一条解决中国公立医院面临的困境和挑战的有效路径。

第四章 中国公立医院治理的相关因素

第一节 产权形式与医院治理

对于医院的产权形式和医院治理之间的关系，有很多学者曾经做过研究。罗伯特·蒙克等（Robert et al.，2001）指出：股东们常常被认为是企业的"拥有者"，但是企业的"法人"概念带出一个问题，就是拥有者是否真正在任何意义和实际上"拥有"。任何企业和任何结构形式，只要交给别人管理自己的资产，都永远有代理者成本的问题。在公共的公司，管理者们制定了与他们的拥有者不同的"议程"，治理时面临的挑战是：确保解决冲突的过程，保持拥有者和管理者双边的知情权、激励措施和授权方面的公开性以及公平性。这种挑战可以用基本的法律、在实际运行中的法律系统下强迫执行最高标准以及信托标准得以应对。有趣的是，这些准则，有时被股东（仅指制度上的股东）和管理者们所利用。缇汝勒（Tirole，2001）对于企业的治理做出过这样的定义：是一种促使或强迫性管理，使得股东的利益被内在化。

罗伯特等（Robert et al.，2001）对产权做出过如下定义：资产的拥有包括三层要素：第一，拥有者有按照自己的意愿使用资产的权利。如果是食物，他可以吃或者出售；如果是土地，他可以在上面建住宅或者种粮食。第二，拥有者有权对任何一个使用这份资产的其他人实行管制。如果是食物，拥有者按自己的喜好，可以决定分享与否；如果是土地，他可以决定让谁踏上。第三，拥有者有权将对资产的拥有权，按照自己的意愿进行转让。如果是产品，他可以将它出售或租借并且在使用方面设定限制；如果是土地，他可以赠与或出售，如果抽取地下天然气或者石油，他可以保留着土地。另外，还有某种意义上的第四层关于"产权"的要素：拥有者有责任确保在他使用其资产的过程中，没有伤害到其他人的利益。

按照这个描述，产权成为一个尊重特殊资产的权利和责任的结合体。产权，不仅是对于财富的衡量，它还是一种个人满意度的要素。罗伯特等还引用了亚当·斯密的话：保护个人安静地享受其资产，是公民政府的一种合法的行动。

他们的研究，还进一步探索了企业拥有者，即产权拥有者，由产权而得到的延伸权利。一方面，他们个人有权利在一个公司实体中作为个体和股份的拥有者工作；另一方面，他们有权利得到由产权延伸而获得的企业实体的好处。产权，包括股份的产权，通常意义上对于组织所需要的有才干的人、资金和其他技术上的业界的发展是必需的。对于产权，通过大众股票形式的"分流"，使得资本的获得在现代社会成为可能。

这些理论和提法，对于我们理解中国公立医院的产权实质和现状，有很大的启发作用。

罗伯特等（Robert et al.，2001）的研究中，还描述了企业结构的根本要素。法律给予企业的管理者们以极大的灵活性来决定资本和治理结构，依赖于市场上由资本投入方向而引起的竞争，这种竞争允许股东们去"选择"他们认为最好的形式。一旦股东们投资了，他们影响这个企业的力量就产生了，虽然这种力量是不全面的。产权拥有者们的责任和义务仅和他们投资的量相关。此外，一个拥有股票形式的产权拥有者，只有一种权利是确定的：转让自己投资的权利。股份拥有者没有参加具体的管理其资产的活动，他甚至与其他的股份拥有者之间也没有任何的关系：他们的利益的一致性体现在股票的价格上。

"华尔街规则"（Wall Street rule）理论是指股东们通过卖出股票，能够给出足以影响公司管理的信息，从而完全导致股票价格下降。而股票价格下降，公司便失去对投资者的吸引力，这种危险的存在使得公司的管理者们必须按照股东们的利益去开展业务活动。

罗伯特等（Robert et al.，2001）还描述了关于董事会成员的职责，不是参与日复一日的公司决策和运营，他们不参与公司管理——那是公司高层管理者的工作内容。董事会的工作是找到他们认为最有才干、最胜任的管理者来管理和运行这个组织。董事会成员的工作是描述整体图画、是整个森林，而不是局限于某棵树。他们也对雇员的报酬以及产权的拥有作了描述。他们认为：给予雇员更多的授权和作为拥有者的利益，能够使组织的运行更有效。给予雇员以产权，有四个方面的理由：①拥有者只有部分影响企业的权利，这个权利使拥有者能够在宏观和微观两个层面监视企业运作。②产权是一种权利，同时也是一种责任。由于自己的利益最终也与企业相关，拥有产权者不仅能够、也应该对企业的社会影响负有责任。③产权需要一定的警惕性来保护，对于有价证券的持有者来说，"产权"有更加直接的作用。④为了使得产权功能被分流到企业的每个角落，拥有者们必须：理性地知情和介入；在法律和法规的框架内保持行使产权的自由；脱离"病态"地追求利润所引发的冒险。

对于产权，哈特等（Hart et al.，1990）也做出过分析，他们认为不论是个体的还是伙伴关系，产权在实际操作中可以产生一种极端的、高度有影响力的激励。在医院产权的拥有方面，拥有产权的医生会更加关注医院的财务表现，他们会为收益大于成本而高兴，为成本太大造成的损失而难过。总之，医生们会更加关注医院的整体运行状况。

很多国家，已经经历过产权多元化，包括公立改变为私营的过程。瑞贝卡（Rebecca，1999）的研究表明，在很多国家出现过的饱受争议的国有化，已经被"私营化"所冲击或替代。随着时光的流逝，私营化的成果已经扩大，从采矿和运输到电信和发电，甚至包括社会服务的供给（社会服务领域的供给，长期地、传统性地被政府所介入）也有被私营部分所替代的趋势。社会服务的供给转而由私营部分替代，原因是多重的。私营化"浪潮"的出现和在其他经济领域的"反常结果"，已经导致对更多的领域出现私营化的期待。对于诸如公共教育或者福利服务这样的舆论上认为应该由公营部分掌控的领域（公众往往担心私营后质量会降低），也已经出现了很多认为应该由私营部分作为替代的考虑和打算。对公共预算成本控制的关心，已经使得决策者们去寻找潜在的、更好的降低预算的方式。瑞贝卡认为"私营化"是一个有歧义的词汇定义，因为有很多种途径可以实现（或者避免）公营和私营部分在社会服务提供方面的相互影响。在美国，在初级和中等教育方面，政府拥有颇为广泛的"市场"，有大约89％的学生在公立学校读书。但是，在医疗服务领域，只有17％的医院病床是在公营的医院。在儿童医院方面，只有7％是公营的。政府仍然能够有效地介入这个领域，并没有因为公营的成分少而有所影响。政府对于医疗服务的强力保障和实质介入，是通过融资和保险项目实现的，并不是通过对于医院的产权来体现。实际上62％的医院收入，来自政府融资的医疗保险项目的支付。与此相反，公共融资很少介入高等教育，虽然有多达78％的学生在公立大学或学院读书，但是只有38％的收入来自公共融资。

瑞贝卡的研究还表明，政府有很多种方式介入社会服务的供应，至少有四种可替代方案：①私营产权在政府的政策法规的约束下运行；②私营产权与政府的法规约束，加之政府的融资对于低收入顾客的补贴；③政府的产权以合同外包形式与私营部分合作，私营部分负责管理和运行服务的实体提供；④政府的产权由政府管理运行。有三个关键因素可以用来判断以哪种方式实现政府的介入更加妥当：①社会服务的质量成分的可见性与可测量性有多大？②代理方的问题有多大？③分配的问题是否引人注意？结论是：即使私营部分太过于强调价格甚于质量，但是起码目前尚无足够的证据表明政府能够做得比私营部分更好。事实上，更糟的案例可能也出现过，即公营部分提供的服务，成本更高，质量却与私营的一样低，甚至更低。

对于公营和私营提供公共服务的比较，还有很多研究。沃夫（Wolf, 1988）

回顾了大量的比较公营和私营服务效率方面的研究，发现大多数结论都是私营部分能够在较低的成本下运行（有些案例是以非常低的成本在运行）。波特巴（Poterba，1996）的研究认为，没有十分明显的证据表明与私营的非营利部分相比（即在美国，在很多领域中替代政府的公营部分提供的私营社会服务）政府的效率更低。

对于公立医院和非营利的私营医院的表现差异，巴比特等（Barbeta et al.，2004）也做过研究。样本数超过 500 家医院。他们认为，在过去的几十年中，许多欧洲国家对医疗服务进行了各种形式的改革，做过各种各样的努力，意欲提高医疗服务的效率，降低医疗服务供应的成本。他们调查是否不同产权结构的医院在技术和效率方面会有差异，并且这种差异是否会影响改革的推进。他们还探讨是否医院的技术效率在实行 DRG 基本的偿付系统后会有所提高。他们的研究目标是了解医院产权对实际运行的影响，并且指出医院产权对于解释医院的经济表现起到相应的作用。事实上，不同的产权结构对于经济因子产生了不同的激励作用。在过去的 25 年中，几个西方国家经历了"私营化运动"，最近几年，私营化政策也波及医疗和社会服务领域，尽管这些领域长期被认为是公共产品和公共服务的标志。然而，在这些领域，私营化常常是以转移服务的方式提供给非营利机构的。

一、公立医院果真优于私立医院吗

曾经有很多研究比较了公立医院和私营医院的效率和产权的关系。在对医院的产权结构是否影响效率的实证性研究中，斯隆（Sloan，2000）认为，总体上，实证性研究证明了在营利性和非营利性医院的效率方面没有显著的差异。这个结果与 1987 年的研究结果一致（Marmor et al.，1987）。威尔森等（Wilson et al.，1982）更早的一个研究发现，非营利性医院的效率低于营利性医院，但是比起公立医院来，显得更加有效率。威塔连诺（Vitaliano，1996）的意见认为，不同医院的产权结构，没有使得这些医院在运行效率方面有相关差异。

瑞克福特（Rexford et al.，2005）进行了实证性研究，即在美国医院服务领域中的混合产权状态带来的效率。这个研究针对一些非营利性组织经过产权的"稀释"之后，在保证相同成本、质量基础上的获利状况。实证性研究的结果显示，美国的医疗市场上有太多的非营利性和公立医院。每美元所带来的高质量医疗服务的目标，对营利性医院更有吸引力，它们在努力进入某一市场并提高成本和效益比。

赫斯（Hirth，1999）和葛布斯基等（Grabowski et al.，2002）的研究显示，非营利性组织和营利性组织极少在市场上没有竞争。事实上，它们经常要在同一个领域的市场上面对其他竞争对手。赫斯和葛布斯基等认为这种竞争必然从非营利组织之间"溢出"，从而影响到营利性组织，营利性组织面对竞争也需要提高医疗服务质量以求生存。图克曼等（Tuckman et al.，1988）的报告也指出：营利性组织之间的竞争"溢出"，也会影响非营利性组织的行为，帮助非营利性组织来提高运行效率。因为非营利性的医疗机构，在面对更注重降低成本的营利性医院的竞争时，它们不得不认真面对如何降低医疗成本的问题。这是一种营利性医院与营利性医院之间的相互促进。

二、医院董事会在监督医院运行方面的作用很大

卡麦隆（Cameron，2001）指出，医院管理的董事会制度已经比较完善，董事会对于医疗机构提供医疗服务的质量负有责任。有一份报告（NQF，2004）展示了医院董事会与医疗质量的关系，认为医院董事会通常在改进医疗服务质量方面是被动的，他们常将诸如改进医疗质量的责任扔给医务人员和医院的质量管理委员会。董事会对于医疗服务质量的重视，源于公众报告中有关医疗质量的数据和公众对医疗机构行医活动的关注。因此，董事会成员在如何行使他们的责任去帮助改进医疗服务质量方面也常常是困惑的。确实，董事会有特殊责任去监督他们的医疗机构在医疗服务质量方面的改进和表现。这份报告表明：董事会在监督和改进医院的医疗服务质量方面，扮演了极为关键的角色，特别是在保证安全，以

患者为中心，及时、有效地保证盈利和公平地提供医疗服务方面。

NQF（NQF，2004）的报告还指出：虽然医院董事会在改善医疗服务质量和安全以及医疗成果方面起着至关重要的作用，但是，还应该更清醒地看到医院股东在影响医院整体管理和表现方面所起的重要作用。这份报告还呼吁所有的医院股东，包括政策制定机关、消费者和医疗费用的支付者（包括公立的和私营的保险组织），呼吁民众支持医院的董事会。政策制定机关负有在医疗领域制定标准和（或）各种规定的责任，它们应该确保在制定政策和法规的过程中用科学的证据和联邦/州的法律作为依据。消费者应该期望医院董事会在掌控整体的医疗服务质量方面有所作为。支付者们——保险公司和保险项目的运行机关应该结成联盟，共同应对医院的医疗质量和安全改进问题。这个报告对于中国的"医改"，也有很大的借鉴和提示作用："医改"确实应该是一个"配套工程"，需要全社会的努力和支持。

三、针对是否应该私营化，有争论很正常

对于在很多领域中，特别是社会服务领域中，是否应该有私营化，国外也曾有过很多的争论。史瑞佛（Shleifer，1998）总结了很多对于扩大政府的产权和管理的争论。斯塔（Starr，1989）则认为政府的产权和管理在核心的社会服务领域是好事。茂若等（Moore，1996；Barzelay，1992）也提出：良好管理带来的效率和运行表现比产权本身更加重要。因此，聘用具备一定技术和领导力技巧的、具有创新思想的管理人员，引入良好的管理机制，才是关键所在。威尔森等学者（Wilson，1989；Schleifer，1998；Kikeri et al. ，1992）则认为公营服务有着"与生俱来"的低效率，所以应该最大限度地限制和削减公营部分的比例，将提供公共服务的责任转嫁给有可能出现的私营机构。

佛罗仑斯（Florence，2001）的看法是：公共产权，意味着在管理方面的限制的多样性。管理公共产权的职员常常是公仆并且使用的程序受制于整个系统的刚性规则。因而，公共产权的一个不可避免的特点就是在遇到具体情况时机

动性和弹性太低，并且激励作用很小。对于产权和运行效率之间的关系，张等
（Chang et al.，2004）使用1996～1997年中国台湾医院的数据作了分析。他们
的研究结果显示：通常，公立医院比私营医院的运行效率要低。佛罗仑斯
（Florence，2001）进而提出，要寻求保留公立产权医院的方法，同时要削减公
立医院的成本，包括：准许公立医院保持提升收入的能力；改变激励机制（包
括降低医院风险的激励机制）。

加拿大公共雇员联合会的国家主席朱蒂·达丝[①]认为：私营化，常常是治疗
公共服务领域令人头痛的事情的良药。但是证据清楚地显示，对于自身机制所
带来的毛病（self-induced illness），私营化是一剂错药。在加拿大，人们意识
到，投资和创新使得公共服务可以保持较高的质量和更好的价值。朱蒂认为加
拿大的公共服务是全世界羡慕的对象，也是加拿大人保持高质量生活的基础。
因此，人们不想将公共服务落到私营的、营利性机构的手中。那么，为什么在
加拿大"私营化"仍然被列入政策性的日程？政府官员和媒体认为私营化可以
有助于公营部分的服务更加实际。但是，仍有60％的人认为私营的服务质量可
能不如公营的服务质量好。

有一项关于公立医院私营化的研究[②]表明，公立医院（不是指联邦政府运行
的医院）几乎占了美国社区医院的1/4，但是这个数字在过去的十多年中，因为
"关停并转"而正在减少。这个研究使得公立医院转型为私营医院或者被私营医
院所接管的具体原因得以明朗化。他们探讨了通过租赁、出售、管理合同、兼
并、合并以及建立独立的医院授权等形式的转型。他们也探讨了有关公立医院
转型为非公立状态所引起的问题。例如，公立医院转型后是否还能继续保持原
来服务于有需要的人群的使命。一个相关的问题就是许多公立医院在医学研究
生教育中起到的不可磨灭的作用。这些项目在私营化的产权或者管理之下，是

---

① Judy Darcy，National President of Canadian Union of Public Employees. http：//www.cupe.ca/
arp/00/default. asp

② Summary of Findings：Privatization of Public Hospitals. Prepared for The Henry J. Kaiser Family
Foundation；Prepared by Economic and Social Research Institute. January 1999

否还可以保留？他们描述了近年来全美国的公立医院加入或者被私营医院或医院系统所接纳的比率空前之高。这种公立医院倾向于转型为私营产权或者私营管理的趋势，反映出公立医院渴望保证短期财务指标的稳定，以及渴望增强在新形势下与医疗服务买方的谈判能力，这个谈判能力在医院的融资和吸引患者方面，在已经实行的缩减公共补贴和增加竞争的压力之下显得尤其重要。

对于转型的激励动因，这个研究的结果表明，绝大多数是因为医院财务的运行情况导致医院的生存能力受到影响。公立医院常常需要扛起慈善医疗的重负；私营医院，已经削减了慈善医疗这一负担。同时，为贫困人群提供医疗保险的 Medicaid 项目也已经开始吸引私营医院参加并使得私营医院增加收入。私营医院常常对于以前在公立医院看病的 Medicaid 项目的患者有极大的吸引力。仅从这几个方面就夺走了公立医院收入的主要来源，反而是完全没有支付来源的患者越来越多地被留在公立医院。最终，研究者们总结了国家和地区的趋势：1985～1995 年，公立医院的总数下降了 14％。在此期间，293 所公立医院转型为私营产权或私营管理，165 所公立医院关门。其余的公立医院在转型为非营利模式之后也关门了。少数的公立医院在转型为非公立产权后，几年后又转回公立产权状态。这一公立医院的转型趋势可以总结如下：每 100 家公立医院中，有一家关门，两家转型为私营产权或者私营管理。

医院管理公司，避开了敏感的产权改变问题，但是可以在合同"托管"的形式下改变运行规则和人力资源激励机制。与产权改革相比，实行的难度较小。所以引起了广泛的关注。范关荣院长（Fan，2004）表示，通过医院管理公司的形式，医院运行效率、服务质量、公共关系和雇员以及患者的满意度，都将得到极大的改善。政府也一度表示（Ou，2004）鼓励医院管理公司接管财务状况不佳的公立医院。无论如何，医院管理公司还是"新生事物"，现在给出结论还为时过早。

四、压力会带来改变的"契机"

马丁等（Martin et al.，2002）认为，全世界的医院都面临着快速增长的变化所带来的压力。这些压力可以来自人口的改变、疾病形式的改变、新技术和新知识带来的医学介入的机会，以及公众和政治家们的期望。但是，在欧洲，绝大多数的医院主要靠政府，特别是在医院融资和投资方面。在欧洲，政府是医疗市场的主导力量。在美国，医院产权是一个被认为与医院效率、医院治理、运行目标和组织形式极其相关的重要因素。一项研究指出（Rexford et al.，2005）医院产权影响医院成本的原因是对效率的关注度不同。不同组织形式的医院，有不同的目标最大化。产权结构被认为是医院治理中最大的影响因素（Leslie et al.，2001）。这里，市场是主导力量。

如前所述，实际上美国的医院，曾经经历过一个产权转型的时期。戴维（David，2000）描述过，面对快速变化的技术和日益增长的对医院管理的关注，在 20 世纪 80 年代，美国的医院行业经历过一次大变化。美国健康数据统计中心的数据显示：营利性医院以前只占非联邦社区医院的很小份额，从 1980 年的 7％稍微上升到 1999 年的 9％。相比之下，私营的非营利性医院从 1980 年的 72％增长到 1999 年的 74％；公立医院的比例从 1980 年的 20％，下降到 1999 年的 16％（National Center for Health Statistics，2001）。业界产权形式的混合带来两个问题：第一，什么是医院在成为私营非营利和公立营利产权两者间选择的决定因素？并且，医院生存的环境变化怎样影响这个决策？第二，医院的产权形式对于患者和社会有怎样的影响？一个最普通的问题是：市场条件的改变，特别是医疗市场管理的改变，已经影响到医院的行为。

第二节　医疗服务与医院治理

一、中国的"看病难、看病贵"是真问题吗

中国的"看病难、看病贵"，是否是我国在发展过程中面临的困难导致的独

特问题？许多人认为"看病难、看病贵"现象，反映出中国医疗卫生事业的改革不成功。其实，医疗卫生领域的发展和管理，有其鲜明的行业特点。而且医疗卫生费用的上涨，几乎也是世界性的难题。安得森等（Anderson et al.，2005）探讨了美国和其他发达国家医疗卫生费用上涨的原因。他们认为，在过去的半个多世纪中，医疗卫生费用的周期性上涨已经成为这个领域的特征。导致医疗卫生费用日益增长的主要原因有：防御性医疗措施、医疗纠纷诉讼、愚蠢的定价、昂贵的新医疗技术、新疾病谱、浪费和低效、医疗服务供给方的不检点以及老龄化等。并且，没有什么迹象显示可以放慢这种趋势。美国的医疗卫生费用上涨的速度比其他国家更甚。布鲁门萨（Blumenthal，2001）描述了在大多数国家，医疗卫生费用上涨的速度快于 GDP（国内生产总值）增长的速度。

里威斯等（Levit et al.，2004）指出，美国的医疗费用重新出现上升趋势，从 2000 年的占国民生产总值（gross domestic product，GDP）的 13.3％到 2002 年的 14.9％。莱斯福特等（Rexford et al.，2005）认为这种增长，可以归因为与健康相关的市场中，医院的医疗服务的上涨，因为个人的医疗支出部分有 36％是支付医院医疗费用。

马萨罗斯等（Mossialos et al.，1999）报告了 1970～2002 年，OECD 中的许多国家，依靠控制供给来控制医疗卫生费用的增长。与此相反，美国更多地依靠需求方的政策。控制供给的措施包括：限制医院可能增加的病床数、约束临床新技术的广泛使用、限制医生职业规模的扩大、限制专科医生的准入、制订药品目录。

过多地依赖公立医院资源来满足医疗服务供给，也会产生效率低下的弊病。赫斯特（Hurst et al.，2003）报告了澳大利亚、加拿大和英国投入了相当可观的公共资源，用于减少患者看病的等待时间。这些国家的政策包括建立医疗服务的额外基金、增加外科手术的实施点、改进患者等待名录的管理机制以及将医疗服务转嫁给私营医疗机构。

正确地理解导致医疗费用上涨的各种因素，是制定未来应对策略的最为关键的一步。美国医院协会（American Hospital Association）在 2005 年颁布了一个报告，对 1998～2003 年的医疗费用上涨做出分析，报告指出：物价上涨导致的医用原材料价格上涨了高达 52%；此外，员工工资和劳动报酬标准的提高，使得人力资源成本支出上涨了 75%。对医疗服务的需求增加，也驱动了 43% 的上涨。人口的增加，特别是老龄人口增加以及慢性病或诸如肥胖等由于生活方式改变而导致的患病人数的增加，都加快了医疗费用上涨的速度。

二、公立医院过多是否恰当

20 世纪的 90 年代前后，对公立医院的低效率有过很多研究（Wilson，1989；Kikeri et al.，1992；Schleifer，1998）。这些研究指出：由于激励机制和运作模式的弊端，公立医院有"与生俱来"的低效率，建议降低公立医院提供医疗服务的比例，而将更多的责任转嫁给私营部分。有学者（Tirole，1994）认为有以下四个原因导致公立医院的激励机制低下：①工作目标的多样性和难以衡量性；②相互间工作结果的比较难以真正实现；③医院所有者的不同；④所有权的离散。

正是由于对于公立的医疗服务机构的相对低效率的不满，对于私营部分的医疗卫生服务机构的依赖逐渐增长。亨瑞（Henry，2002）的研究显示：令人印象深刻和迷惑不解的是私营医疗服务之一的 PPO（preferred provider organization）的快速增长。超过一半的人，选择在私营医疗机构得到服务，或者说有多于 1 亿的人次，选择在 PPO 或其他私营机构的医疗服务。2003 年，顾德等（Gold et al.，2003）发现：除了 PPO，连为 65 岁及 65 岁以上的老年人设计的麦迪凯尔（Medicare）医疗保障项目，也越来越多地融入了"私营计划"（private plan）的内容，即有越来越多的私营医疗机构参与到由联邦政府和州政府融资的社会医疗保障项目的供给中。对于 PPO 是否可以更好地控制成本、提供更加有效的医疗服务、更好地改进医疗服务质量，已经引起广泛的注意。

三、强调"奉献"是否足够改善服务

除了对导致医疗费用上涨、公立与私营医疗服务机构效率及质量等方面的关注，医生的激励机制也是一个得到广泛关注的问题。医生这一职业的高度专业化和技术化以及与患者之间甚至与管理者之间的信息不对称，使得医生的激励问题显得更加复杂。由此，医生的薪酬问题也就更加突出。詹姆斯·罗宾森[①]认为：对于医生的激励方法有很多。现代的规章已经在拷问着：一直实行的医生收入的设置机制是否需要修改。鼓励医生保持恰当的行为规范，金钱方面的收益很重要，社会舆论的地位和医生个人的声望也很重要。从这个观点来分析，目前我国的医患关系恶化，以及医生的相对低收入薪酬机制对于鼓励医生保持"恰当的行为规范"并无好处。

此外，罗宾森还提出：医生激励措施中，薪酬水平很重要。薪酬水平一定要等于或者高于其他行业，这样才能吸引更多的有才干的人加入到这个职业行列。

对于具有高度个人色彩的医生这一职业来说，工资和报酬机制设计的"一刀切"显然有些不合时宜。一项研究（Lake et al.，2000）显示，对于激发医疗服务高质量的薪酬设计，采用混合方法的计算应该比较可取。

罗宾森（Robinson，2001）的研究表明，医生的行为是复杂的，实际上很难监控，常常也是难于理解的。不要指望可以用简单的方法来设计激励机制和薪酬体系。罗宾森还认为，对于医生薪酬机制，理论上的讨论和经验主义的分析，都没有考虑到整体医疗卫生的组织结构和医生在其中的地位。

关于医疗服务系统的政策制定，能够极大地影响从业人员的数量和质量，帕椎斯亚（Patricia，2001）曾经以英国国家医疗服务系统（National Health Service，NHS）1989 年之后的政策制定受到广泛争议为研究对象，研究了 NHS

---

① 詹姆斯·罗宾森（James C. Robinson）是美国加利福尼亚大学伯克利分校公共卫生学院的教授

整个组织所面临的挑战和困难。其中最为突出和显著引起争议的问题是：现有从业人员的劳动负荷过重、医护人员的培训存在问题，招募新的员工所面临的困难甚至超过前两者，成为最困难和紧迫的问题。这些困难和问题，已经影响到医疗服务的供给，应该被重新分析和认识并纳入政策修订的考虑范畴。

对于医疗服务提供过程中的竞争，是否可以促进医疗机构提高运行效率，瑞贝卡（Rebecca，1999）提出，竞争一定会极大程度地提高效率并且在很大程度上降低成本。国家应该在宏观调控上增加更多的竞争，让患者在选择医疗服务时有更多的选择，鼓励跨地域的竞争，或者至少部分实现医疗供给市场的私营（当然前提应该是有良好的监督）。

在过去的数年中，中国政府一直在致力于降低医疗服务供给的收费，试图以此来缓解或者解决"看病贵"的问题。保罗（Pauly，1998）的研究表明，医院服务实行低价格政策，可能导致买方对价格的敏感（如增加竞争），或者是导致买方垄断力量。马丁等（Martin et al.，1999）的研究指出，消费者的需求在很大程度上取决于医院服务的价格、医疗保险的支付比例和共同保险（coinsurance）的支付比例。上海复旦大学的陈洁教授曾经在世界卫生组织工作过多年，她曾经说过：学者们已经注意到了，有一部分中国的老年人，已经将到医院看病和等待看病当成是一种社交手段和形式。这种现象的出现，在一定程度上反映出中国医疗服务的低价格和个人支付能力对医疗服务需求的影响以及有可能造成的浪费。

对于医院运行的监控，是指用法定的形式对特定内容全程监测。无论是公立医院还是股份制抑或私营医疗机构，在英国（Rayner，2004）都是采用医疗机构作为供方，并以法定责任的形式，加入一个保证医疗服务质量的监控工作网络。NHS自2000年之后，每年发布年度报告披露临床医疗治理状况，许多医疗机构在按既定的日程表改进服务质量。英国还实行了"医疗服务鉴定项目"（The Healthcare Accreditation Program，HAP），建立了一种机制，有利于医疗服务机构融合所有的临床医疗综合治理的因素来保证和提高服务质量。例如，通过广泛宣传使公众知晓标准、团队协作、沟通、所有权和领导力。调查结果显示：100％的医疗机构认为参加 HAP 项目对于改善医疗服务的质量是直接有效的。

前文中，我们已分析指出：中国目前的公立医院，实际上都是在按照营利性机构的运作模式提供服务。对于医疗机构到底是营利性质还是非营利性质能够提供更好的服务这个问题，早在 20 世纪八九十年代，国外就有很多学者做过实证性研究（Gaumer，1986；Gary，1986；Hartz et al.，1989；Keeler et al.，1992）。马克等（Mark et al.，1999）的研究显示，平均来说，营利性医院在有心脏病的老龄患者的死亡率方面，比非营利医院要高。但是，这个现象的出现，更多的是与这些营利性医院的地理位置有关。在这个特定的领域里，营利性的产权有不同结果，"如果非要找出些不同之处的话"。除此之外，在营利性和非营利性医院的其他死亡率指标方面，差异是很微小的。总体研究结果显示：决定医院的医疗服务质量的影响因素方面，其他因素比所有权本身所起的作用更大。

对于非公立医疗机构提供的医疗服务所起的作用，刘远立等（Liu et al.，2006）曾经描述到：中国由政府掌控的公立医院，仍然是医疗卫生服务领域的绝对主导。非公立的医院，虽然也在逐渐增加，但是依然是以为自费看病的患者服务为主。由于担心私营的医疗机构会带动医疗成本的增长以及它们的医疗服务质量本身就值得质疑，所以政府对私营医疗部分的政策，并不很明朗。

第三节　医改成功的前提之一是旧观念的转变

目前，中国医疗卫生系统，依然是媒体舆论甚至是政府批评的对象之一。有越来越多的人开始深入探讨导致医疗卫生系统众多问题的深层原因。被称为"世界华人第一经济学家"的美国普林斯顿大学邹至庄教授，曾经指出：在经过

30 多年的经济体制改革之后，一个触目惊心的事实是，中国的医疗卫生服务几乎还是全部为公有医疗机构所提供。邹教授还这样评价：在中国，不论是政府官员还是普通民众，仍然相信医疗卫生是社会福利的一部分，所以，医疗服务的提供，应该是政府的独家责任。在一项研究中，邹至庄教授（Chow et al.，2002）指出，国有的公立医院是导致医疗服务供给增加相对缓慢的原因。保障医疗服务和人民福利，并不意味着政府必须提供具体的医疗服务，政府的责任可以通过提供医疗保险来充分体现，而不必要是提供医疗服务本身来体现。

普莱克（Precker，2001）的研究表明，出于对公平性的考虑，也出于对市场特征的考虑，在 20 世纪，多数国家的政府已经成为医疗政策和医疗系统的中心，经常从事融资和广泛的医疗服务供应，包括公共卫生和医院服务。然而，有很多研究（Ha，2002；Buse，2000；Saltman，1997；Berman，1995；Bennet，1994）表明：非政府的医疗服务的供应，虽然在 20 世纪八九十年代饱受意识形态和技术层面的争议，但如今已经越来越受到关注并广泛地被接受，从而成为国家医疗卫生系统的组成部分。

伯曼等（Berman et al.，1996）发现了在 11 个发展中国家，对于"私营医疗服务的供应"没有一致和清晰的定义，从而导致了引人注意的问题产生。伯曼认为，私营医疗服务的供应，可以在家庭计划服务（family planning services）和儿童保健等方面成为"有生力量"。然而，事实表明在质量、成本的有效性和公平性方面，私营医疗服务的持续表现是"混合的"。

在这个变化着的时代和变化着的世界，医疗卫生体系的结构和政策，医疗服务和医院治理本身也不可能永远保持一种态势，变化和进步是必然的。这是社会进步和民众期望的一种必然。

第五章　发达国家的社会保障与医疗保险体系

　　我们生活的世界，存在着变幻莫测的危险。例如，日本大地震和海啸、中国汶川地震等自然界带来的大灾难，人类的生命财产因此受到巨大的损失。此外，还有诸如个人疾病、过早的死亡、过低的退休后收入、健康状况不佳、失业、财产风险带来的直接损失或间接损失、债务风险、贸易风险，以及其他风险，例如遇到犯罪风险（抢劫/行窃）、工伤、海外损失（政治动荡/恐怖袭击）、政府政策法规变动等。上述风险，不仅给个人和家庭带来不幸和困境，同时也给社会带来巨大的问题。例如，风险给社会带来的负担包括：应急的投入的增加、某些物品和服务的短缺，以及公众担心和恐惧的存在。这种担心和恐惧甚至可以影响人民的消费观和生活观，直接体现在生活方式的改变上。而一个比较完善的社会保障和医疗保险体系，将会大大地降低这些风险给居民、社会带来的损失和危害，增强居民幸福感，增加社会和谐性和稳定性。

　　在整个社会保障体系中，医疗保险是举足轻重的一个组成部分，与失业保险、工伤保险和退休保障一样，是人民幸福、社会稳定的根本保障之一。任何国家的医疗保险系统都是整个社会保障体制中非常重要的一部分，也是保证民众生活稳定、社会秩序良好的重要前提。社会保障体系建设包括医疗保险项目的整体设计和改善，要求政策制定者在整体制度的设计和改善中，加以综合平衡和考虑。值得注意的是，无论是市场经济主导医疗服务供给的美国，还是其他由政府主导医疗服务和医疗保险的国家，如加拿大、芬兰和OECD成员国家，都面临各种挑战，需要进行（或正在进行）"医改"。

事实上，关于社会保障和医疗保险，世界上任何一种制度，都可以作为"他山之石"或者"前车之辙"，给予我们以负面或者正面的警示和启迪。

第一节　美国的社会保障和医疗保险系统

1935 年，当美国总统罗斯福（Roosevelt）签署著名的《社会保障法案》时，在署名的上方，写下了这样一段话："我们永远不可能保证 100％的人口抵抗 100％的危险和生命中的跌宕，但是我们一直尝试以立法的形式，给普通公民和他们的家庭一种保护，使得他们能够抵御失业、抵御老年遭受贫困的折磨。"

2009 年，美国国家社会保障和医疗保险委员会（National Committee to Preserve Social Security and Medicare）主席兼执行总监芭芭拉（Barbara）在为《社会保险和社会公平》一书写序言时，这样评论美国的社会保险项目："历经经济危机、自然灾害和战时的颠簸，美国的社会保险项目在这个变化着的世界上显示和保持了令人信赖的稳固"，"社会保险项目是政府能够为它的公民所做的最好的事情，并且产生一种在公民和政府之间的长久的契约关系"（Leah et al.，2009）。

涉及社会保障和医疗保险问题，莱达（Rejda，2011）对于美国的做法给出了介绍。莱达指出，对于大多数人来说最有效的风险管理机制，是参与保险项目。保险项目能够实现：①将风险转嫁到保险公司。②共同分担。少数人的风险被传播到整个被保险的人群，从而实现风险带来损失的"淡化"和稀释。③风险可能被减少。保险公司可以准确地预报损失，从而通过提前采取申请立法等措施而规避风险。所以，保险计划或项目的特点是：损失的共同分担、对各种损失的偿付、转移风险和最终实现保障（indemnification）的目的。

一、美国社会保障和医疗保险项目的类型

对于美国保险项目的类型，莱达将其分为两大类：①私营的保险，包括人

寿和健康保险。截至 2007 年年底，美国共有 1009 家人寿与健康保险公司；还有资产和债务保险。截至 2007 年年底，美国共有 2723 家资产和债务保险公司。②政府的保险，包括社会保险和其他政府保险项目。

政府负责融资和运行的保险项目又分成两大类：一类是社会保险，即政府保险项目；另一类是"其他政府保险项目"，即强制性的由雇主/雇员或两者共同负担的全部或部分参加保险费用的、不由政府税收支付的保险项目。两者的区别在于：政府保险项目由联邦政府或联邦和州政府共同融资、交由特殊的信托基金管理，而多数社会保险项目是强制性的、由雇主或者雇员负担参保费用。

美国政府保险项目中的主要社会保险项目有：①老年人、幸存者①（survivors）和残疾人保险（社会保险）。②麦迪凯尔（Medicare）保险项目，是整个社会保险的一个重要组成部分，主要针对 65 岁及 65 岁以上老年人和某些 65 岁以下的残疾人的医疗保险。③失业保险。每周发补助给符合条件的短期非自愿失业者，最长领取失业金的时间为 26 周，特殊情况下可延长申领失业保险补助的时间。④劳动者补偿（Workers Compensation）。⑤强制性临时性残疾保险（Compulsory Temporary Disability Insurance）。⑥铁路退休法案（Railroad Retirement Act）。⑦铁路失业保险法案（Railroad Unemployment Insurance Act）。

美国的"其他政府保险项目"，是分别由联邦政府和州政府管理的，其中包括由联邦政府监督管理或强制执行的联邦雇员退休体制（The Federal Employees Retirement System）、国民服务退休体制（Civil Service Retirement System）、联邦保证金保险公司（The Federal Deposit Insurance Corporation，FDIC）、养老金受益担保公司（The Pension Benefit Guaranty Corporation，PBGC）、国家洪水保险项目（National Flood Insurance Program，NFIP），以及其他联邦项目，如退伍军人人寿保险、联邦农作物保险、战争风险保险等。

由各州政府负责管理监督或强制执行的"其他政府保险项目"包括：①州

---

① 指的是军人、公职人员或特殊死亡人员的配偶、父母及子女。

政府补偿项目，负责赔偿工伤引起的意外和疾病；②州政府儿童健康保险项目（State Children's Health Insurance Programs，SCHIP），是由联邦和州政府联合管理的针对低收入家庭和儿童的保险项目；③多数州政府设立的高风险分担项目（High-Risk Pools），负责为无保险的或健康状况不佳的居民提供的健康保险；④最终求助保险（Insurers of Last Resort）。

二、美国的社会保险

对于为什么要设立社会保险这个问题，莱达认为，尽管像美国这样有着高度发达的私营保险体系的国家，社会保险项目的设立和维护也还是必需的。理由有三：①社会保险项目可以应对复杂的社会问题。这些复杂问题必须由政府直接介入。例如，20世纪30年代的经济"大衰退"导致的大量失业。②某些风险很难由私营的保险来处理，如失业。③社会保险项目为多数居民提供了在诸如过早死亡、失业、老龄、工伤和非工伤的残疾等需要求助情况下的、长时期最基本的经济保障。

莱达总结了与其他政府保险项目相比，社会保险的基本特点，包括：①强制性的项目。②基础性收入：与个人储蓄、保险和投资相补充的生活保障。③社会的适当性优于个体的公平：对低收入者、多子女家庭的关照，不考虑他们对社会的贡献（个体公平：个人收入与实际贡献相结合）。④社会保险的受益额与受益人的收入挂钩：不成比例但显示个体公平。⑤以立法的形式进行解释；管理和监督由政府完成。⑥受益是一种不需要实证的权利（公共补助和福利申请必须出示申请人的收入证明和财务资产证明，在某些水平之下的才符合条件），只要符合条件就可以申请。⑦因为有新的劳动者不断加入强制性社会保险、社会保险项目不会终止，此外，联邦政府可以用税收和借贷力量来提升社会保险项目的收入，所以社会保险项目不必全额融资（full funding）。与此相反，私营养老金项目必须全额融资，因为它可以终止（terminate）。⑧专款专用。强制性的雇员、雇主和自我雇佣者缴纳的费用可以覆盖全部缴费者未来的使用。项目在信托基金投资所得的利息也要用于专项使用。

1. 老年人、幸存者和残疾人保险

美国政府保险项目中的老年人、幸存者和残疾人保险，是美国最重要的社会保障项目。有90％的劳动者在社会保障项目覆盖的行业工作。大约有1/6的人员在领取现金，作为月度保障。事实上，目前全部私营行业的雇员都已经在社会保障项目的覆盖之下。此外，1983年之后雇佣的公务员，也强制参加此项社会保障项目。国家和地方政府的雇员可以自愿选择与联邦或州政府签约，绝大多数联邦和州政府雇员已经参加此项社会保障项目。

关于老年人、幸存者和残疾人保险，有一些条件限制，包括：①在你或你的家庭可以领取此项保障的受益之前，你必须在此社会保障项目覆盖的雇佣领域工作过一段时间，并具备一定的"信用点"（credit）。此"信用点"可以在任何时间领取。2010年，1个"信用点"的受益金为1120美元。每年可以最多得到4个"信用点"的受益金。每年"信用点"的受益金额将自动增加，因为随着国家经济的增长，平均工资也在增长。②全保（fully insured）需要40个"信用点"，退休受益需要参加"全保"。③"当前保险"（currently insured），需要至少6个信用点。幸存者受益需要"全保"或"当前保险"；某些幸存者受益要求有"全保"。④残疾人受益要求参加过残疾人保险（disability insured）。⑤残疾人受益的信用点根据受益人年龄来断定。24岁以前致残者只需要1.5年的工龄，6个信用点；24～30岁致残者，需要在21岁之后到致残年之间的一段时间的工龄；31岁或更大年龄致残者，至少需要20个信用点。⑥盲人只要有"全保"就可以领取受益，不需要其他条件。例如，其他残疾人受益申请需要进行当下工作测试（recent-work test）。

老年人、幸存者和残疾人保险中，退休金的领取包括退休人和依赖退休人生活的亲属。最早领取退休金的年龄为62岁。对于退休人的配偶也设有条件要求：至少62岁；成为配偶至少1年；10年婚龄以上的离婚配偶，年龄在62岁以上也可以领取该月度退休金。此外，依赖退休人生活的亲属还包括18岁以下没结婚的子女、22 岁以下没结婚的残疾子女和配偶监护的 16 岁以下的子女（残疾子女可以为 22 岁以下）。

老年人、幸存者和残疾人保险退休金的领取数额规定是基于退休者的平均月收入指数。此外，延迟退休则可以增加领取退休金的数额。

无疑，老年人、幸存者和残疾人保险给社会的安定和居民的安全感，带来了很大的正面效应。值得注意的是，即使是由政府税收和财政全部融资（financing）的老年人、幸存者和残疾人保险，在领取方面也设有很多的规定和条件，不是带有慈善色彩的、无条件的给予。

2. 麦迪凯尔保险项目

美国政府保险项目中的麦迪凯尔保险项目，是整个社会保障体系中非常重要的组成部分。该项社会保险项目为多数 65 岁及 65 岁以上的老年人提供医疗费用的保险；为低于 65 岁的至少领取 24 个月残疾人保险的残疾人提供医疗保险；为低于 65 岁的需要进行肾透析治疗和肾移植的患者提供医疗保险。但是，麦迪凯尔保险项目也是一个非常有用但是受争议的保障项目。目前，麦迪凯尔保险项目还包括私营保险的处方药计划（Prescription Drug Plans）和卫生保健计划（Health-Care Plans）。

麦迪凯尔保险项目当前被认为包含内容"有些混乱"，因为除了上述的保障内容外，它还包括了：初始的麦迪凯尔计划（the Original Medicare Plan）、麦迪凯尔优势计划（Medicare Advantage Plans）、其他麦迪凯尔健保计划（Other Medicare Health Plans）和麦迪凯尔处方药覆盖计划（Medicare Prescription Drug Plans）。

（1）初始的麦迪凯尔计划

初始的麦迪凯尔计划，是由联邦政府管理和运行的传统的保险项目，提供"A 部分"和"B 部分"两种受益方式。受益人可以选择在麦迪凯尔项目覆盖下的任何医疗机构就医，麦迪凯尔项目支付账单的一部分，由受益人付余额。根据麦迪凯尔项目规定，有些服务项目不在麦迪凯尔的偿付范围内。

初始的麦迪凯尔计划的 A 部分，又称医院保险，保险偿付内容有：住院费用，最多长达 90 天住院费用或连续 60 天在护理中心的费用。在住院的前 60 天，除"可扣除费用"（deductible）之外，全额偿付；61～90 天，除"每日联合保险费用"（daily coinsurance charge）之外的，费用由麦迪凯尔项目全额偿付。所谓的"可扣除费用"（2010 年为 1100 美元）和"每日联合保险费用"（2010 年为 275 美元）的额度，根据医院的成本状况每年调整。

除了住院费用的偿付以外，初始的麦迪凯尔计划的 A 部分还包括对于患者在护理中心的费用。A 部分最多可以报销 100 天的护理中心费用，即前 20 天全部费用全额偿付；后 80 天，患者须自付"联合保险费用"（2010 年为 137.5 美元）。在非指定护理中心发生的费用，麦迪凯尔计划的 A 部分不予偿付。

初始的麦迪凯尔计划的 A 部分，还包括住家医疗护理（home health care）发生的费用。住家医疗护理意指：在需要专业护理人员服务或某些特定情况下的，患者在住家内得到的护理服务。初始的麦迪凯尔计划的 A 部分偿付服务范围包括：小时护理或断续护理、住家康复、理疗、职业治疗（occupational therapy）和医生或指定护理中心要求的语言疗法服务（speech-language services）。此外，患者需要自付耐用医疗器械费用的 20%，这些耐用医疗器械，是已经被麦迪凯尔项目准许使用的、被列入偿付项目名单的。

初始的麦迪凯尔计划的 A 部分，还偿付收容护理（hospice care）费用。此项费用的含义是：受益人在疾病晚期时，可以在麦迪凯尔批准的护理机构里得到止痛药和症状缓解治疗等支持疗法。收容护理通常在患者的家里完成，但必要时也可以短期门诊或住院。还有，输血费用也在初始的麦迪凯尔计划的 A 部分偿付目录中。但是具体说明还有：受益人的前 3 品脱的输血不予偿付；输更多血时，患者在麦迪凯尔批准使用量的基础上，自费 20%（捐血交换使用除外）。

除了上述的对特定偿付内容的规定，医院保险，即初始的麦迪凯尔计划的 A 部分还在偿付方式方面有诸多的规定，包括：①医院完成的住院患者服务，通过"预期支付系统"（prospective payment system）得到偿付；②医院医疗被分类为"诊断相关组"（diagnosis-related groups，DRGs）；③根据各地所完成的医疗服务的种类来得到相应的偿付；④支付给各个医院的同类型医疗服务和治疗的费用是相同的，支付给不同地区的、城市和乡村的医疗服务和治疗的偿付额有所不同。DRG 系统的实施，目的在于以财务的激励机制刺激医院提高运行效率。对于超出成本的偿付部分，医院可以保留，但必须用于 DRG 支付的平衡。

初始的麦迪凯尔计划的 B 部分又称"医疗保险"，是自愿加入的项目，覆盖医师费用和相关的医疗费用。条例规定：A 部分的受益人自动地享受 B 部分的偿付，除非他们自愿拒绝。B 部分偿付某些医学上必需的服务项目，包括：①医师服务和其他服务：门诊医疗、外科手术、诊断检查、非固定手术中心（ambulatory surgery center）已经被批准的费用和耐用设备的费用；B 部分还偿付第二次（有时是第三次）医疗咨询费用、门诊精神健康治疗和职业治疗、理疗（包括语言疗法）费用。②临床实验室服务：血检、验尿、一些扫描检查和其他服务。③家庭医疗护理。与 A 部分提供的服务相似。④医院门诊服务：医生诊疗的一部分。⑤血液。与 A 部分提供的服务相似。

但是，初始的麦迪凯尔计划的 B 部分有很多的排除项，不予偿付。包括：①牙齿护理、镶牙、常规脚部护理和助听器；②配眼镜只偿付在白内障手术后的视力矫正镜片；③例行体检费用不在偿付之列，除了加入 B 部分之后头 6 个月之内的一次性体检。

B 部分的受益人，必须缴纳 B 部分的与 B 部分费用增长相挂钩的可扣除费用（2010 年为 155 美元），以及 B 部分偿付麦迪凯尔批准的医生服务费用、门诊治疗费用、某些预防服务和耐用医疗设备使用费的 80％。2010 年 B 部分支付门诊精神治疗的 45％费用。许多医生拒绝接收新增的麦迪凯尔项目患者，因为麦迪凯尔计划批准的支付，常常低于治疗中实际发生的费用和成本。

关于麦迪凯尔保险项目的融资方式——A 部分，即医院保险来自参保的雇员、雇主和自我雇佣者缴纳的保费，还有相对小量的一般性收入。"B部分"的融资则来自医疗保险，即参保方的月保费和联邦政府的一般性收入。

（2）麦迪凯尔优势计划

麦迪凯尔优势计划，又称"C部分"，是麦迪凯尔项目的一部分，属于私营健保计划。受益人可以选择加入麦迪凯尔优势计划代替初始的麦迪凯尔计划。麦迪凯尔优势计划包括：麦迪凯尔优先推荐医疗机构（Medicare Preferred Provider Organization，PPO）、麦迪凯尔健康维护组织（Medicare Health Maintenance Organization）、麦迪凯尔私营按项目支付计划（Medicare Private Fee-for-Service Plans）；麦迪凯尔医疗储蓄账户计划（Medicare Medical Savings Account Plans）和麦迪凯尔特殊需求计划（Medicare Special Needs Plans）。

麦迪凯尔PPO项目的相关内容是：受益人可以选择加入PPO；除了麦迪凯尔原有的服务，PPO可能提供额外的好处诸如处方药的偿付。此外，患者通常可以选择在麦迪凯尔合同下的任何医生或者医院去看病。加入PPO的患者，有自由选择到PPO网络之外的医疗机构看病，但是缴费要高；加入PPO计划的患者，在初始看专科医生时可自由选择。PPO在全州或者跨州，均有网络内的医疗机构，方便在各处选择就医。

麦迪凯尔HMO是一项由私营保险公司运行的健保计划，特点是行医过程被严格监控、医疗成本被特别强调。患者通常被要求在HMO网络中的医疗机构就医。急诊或紧急情况下，患者可以接受超出HMO服务范围的医疗救治，并被偿付。某些HMO在网络之外的医疗机构有对点项目，患者可以就医但自付费用比例增加。

麦迪凯尔私营按项目支付计划，是私营公司提供的保险服务，按照医疗机构的单项服务收费。其特点是参加该计划的私营公司，比麦迪凯尔项目更有影响，可以决定付费的金额和患者自付的比例。该计划内的成员，可以任意选择到任何一家接受单项服务收费的医疗机构或私人开业医生处看病。此外，本项目还可支付在初始麦迪凯尔之外的收益（benefits）。例如，受益人可以延长住院治疗时间，并且得到保险的偿付。

麦迪凯尔医疗储蓄账户计划，包括高额"可扣除费用"，以及覆盖灾难性医疗费用（catastrophic medical bills）。其中最关键的一点是：该计划是一种投资账户，持有者可以将账户内的钱用于医疗费用的支付款，然后，收回保险公司偿付的款项，而这部分的款项是免于纳税的。

麦迪凯尔特殊需求计划，是为有特殊需要的人群，如居住在护理中心的、有某些慢性病或某种残疾的人群而设计的保险项目。该计划可以为残疾人提供健康教育、营养知识和功能恢复训练。

（3）其他麦迪凯尔健保计划及处方药覆盖计划。

其他麦迪凯尔健保计划，属于整个麦迪凯尔保险项目的组成部分，但不属于"麦迪凯尔优势计划"。此外，麦迪凯尔项目中，处方药覆盖计划也是一个重要部分，又称 D 部分，是全部麦迪凯尔保险项目受益人可以选择的项目，但是只偿付处方药部分。处方药覆盖计划的参加者，必须是已经参加了麦迪凯尔保险项目批准的、私营保险公司运行的项目。处方药覆盖计划中，有条目繁多的偿付药物类型，受益人可以自己选择特定的计划和偿付。而且，参与处方药覆盖计划，每月交纳的保费额度不因为健康状况而有所变化。参加初始麦迪凯尔计划的受益人，可以增加处方药覆盖计划参保。2010 年，处方药覆盖计划的月保费为大约 30 美元。低收入者可受益降低自费比例部分（financial help for low-income beneficiaries）。

诚然，美国的医疗保险体制，在过去的几年里也曾经面临着需要改革、改善的问题，而这些改革和改善的措施，也招致很多的批评，甚至引起过抗议。抗议和争执的主要焦点在于：是否应该增加政府对于医疗保险项目的进一步投入和控制。之所以有增加政府对于医疗保险项目的投入的提议，是因为美国的社会保障特别是麦迪凯尔保险项目面临许多问题。这些问题集中反映在：①大范围的保险精算的赤字。引起赤字出现的主要原因是连续几年的财政赤字、联邦政府需要投资以刺激工作岗位的增加、伊拉克战争的投入。②麦迪凯尔保险项目在财务方面出现的危机。特别是 A 部分面临严重财务问题，2009 年的报告预测，到 2017 年支撑 A 部分，即住院保险项目的整个基金将面临"枯竭"的危险。此外，越来越多的受益者加入，使得这部分的财政负担越来越重。超出总体通货膨胀的医院成本通胀也是造成财务危机出现的主要原因之一。供方（医疗机构）的欺诈和滥用，也是导致麦迪凯尔保险项目不堪重负的重要因素。还有，老龄化人口的增加，住家医疗护理成本的增加，以及低效的、膨胀的保险偿付中的单项服务付费方法。

为了抑制麦迪凯尔保险项目的成本，美国国会早些时候降低了对于医院和医生的支付，宣布对于特定医疗服务当中的费用限制，还宣布了对于支付给医生的（日益增长的）费用加以遏制和限制以阻止费用上涨的势头，实行与诊断相关的组合方法用于支付（diagnosis-related group method），这个方法能够平抑支付给医院的费用，而这些费用是与每一个特定患者的治疗情况挂钩的。此外，还实行了其他降低成本的方法。尽管做了这些努力，麦迪凯尔项目的成本还是呈现不断增长的势头。根据美国现行的法律，有条款规定允许私营医疗保险计划与麦迪凯尔项目竞争。允许私营医疗保险计划与麦迪凯尔项目竞争的一个主要目的是：刺激在政府运行的麦迪凯尔项目和私营医疗保险公司的竞争，希望能够以该措施的实施达到减缓麦迪凯尔项目成本增加速度的目的。

（4）保险项目的社会成本。

众所周知，保险对于社会的益处包括：对于损失的保障；减少担忧和恐惧；投资基金的来源；预防损失以及增加信用。但是，从另一个方面来说，保险对于整个社会运行来说，增加了整个社会的成本，包括运行保险的业务成本、欺诈性的要求和夸大的诉求。

20 世纪 90 年代末，马丁等（Martin et al.，1999）描述了有关疾病的不确定性和由此带来的相关损失以及引起的对于医疗保险的需求。但是，一方面，由于核实具体疾病的种类和相关的治疗状况很困难，因此在消费者和道德上冒了很大风险的保险公司之间存在信息不对称。另一方面，消费者更倾向于选择适当的治疗方法，但是并不知道问题所在。于是，消费者的决定，只能是基于医生给出的建议而做出。这是买方和卖方之间的信息不对称，也是医疗机构和患者之间的信息不对称。这种不对称因而导致产生了一种可能性：卖方（医院）没有正确地告诉患者实际情况，而是有所隐瞒、有所误导。当给予价格很贵的治疗就可以得到更多的利润时，常见的就是刺激了给患者做很贵的检查的动机和做法，这种做法确实存在。

曾有报道对在中国公立医院管理体系中的浪费进行过描述（Huang，2004）。一些消费者和医生串通一气，用不必要的费用甚至是虚假的医疗费用来骗取政府的医疗保险偿付。医院和医生也会用不存在的费用或者不必要的支出来骗取政府的保险金。医院和医疗产品的生产厂家，联手向保险系统过度索取收费。药品公司串谋医生，增加药品的使用量，药品公司以此给予医生回扣。消费者由此而遭受损失，因为部分药品的费用在共同支付的原则下，并不是全部被保险公司偿付的，而是由消费者自己支付。中国政府医疗保险系统的成本控制，在这种过度收费的局面下，是一项非常艰巨的任务。允许私营保险公司在这个市场上竞争，可能会帮助产生一种改善政府的保险垄断、减少保险欺诈的可行办法。

也有一些经济学家，批评垄断的政府保险体系的官僚主义行为和低效率运作。克鲁格曼（Krugman，2006）指出：政府覆盖全部公民的医疗保险系统有个"优势"：节省管理成本。因为私营保险公司常常是"区分并且筛选那些高成本的消费者"并且"有着与医疗服务供应机构，特别是与药品公司谈判的能力，目的是降低成本"。其实，允许私营的保险公司进入保险市场是没有害处的，因为私营的保险公司能够在这个市场上生存下来，完全是依靠提供更好的服务、更加满足市场需要。私营保险公司有更高的控制成本的愿望和意图。

中国在借鉴他国医改经验时，常常将美国的医疗市场简单地描述成"市场主导"的典型。事实上，美国的医疗市场，特别是对于低收入人口和老龄人口的保障方面，政府的"主导"作用十分明显。只不过，政府的主导体现在为低收入人口和老龄人口以及残疾人等特殊人群而设计和运行的医疗保险项目，并且试图不断提高医疗保险的覆盖人口和保险费率、增加保险条目，而不是简单地要求医疗服务的供给方——医院为"弱势人群"提供低价或者免费医疗服务。

第二节　加拿大的医疗保险体制

加拿大的医疗保险体制，一个最主要的特征是保险融资的主要来源是各级政府，包括各省的、联邦政府的税收，大约占总融资的70％。其余部分，来自患者个人的自付部分和私营的保险公司的支付（Marchildon，2005）。这些款项主要被政府分配到各个医疗机构，用于提供与医疗服务、医疗相关的物品（这些物品是政府提供的或者是政府给予补贴的）。此外一部分用于支付患者在私营医疗机构中得到的医疗服务、使用医疗物品所需的费用。

除了各省和联邦政府融资的大约70％的医疗费用，其余的主要是来自两个独立的部分：患者自己的口袋和私营医疗保险公司的支付。以前，私人支付的部分是总医疗费用的15％，现在是12％。还有3％的费用支付，来自不同种类的来源，其中包括社会保险基金（这个基金的主要目的就是为雇员提供医疗福利），以及用于研究、医疗机构建设和医院设备购买目的的慈善捐助基金。

加拿大的各个省政府，负责管理处方药计划和支付公共医疗服务中的医生费用。政府支出的医疗费用占70％，其余的30％支付，主要用于牙科、眼科和一部分处方药的支付，这些处方药是在政府偿付药物名单以外的或者可选治疗方案之外的。此外，在加拿大，人们需要自己为一些家庭特别护理、社区医疗和长期的医疗服务以及设备的使用，掏钱付费。

在制定医疗政策时，加拿大人认为至少有四个需要考虑的重要因素：人口统计学中的老龄化、农村和边远地区的人口、移民人口导致的文化的差异性以及土著居民的健康。虽然加拿大的地理面积居世界第二位，但是在人口数量方面，却远远不及中国。但是，加拿大在制定医疗政策时仍然充分考虑了人口差异性方面的因素。

加拿大的税收是强制性的，可以保证联邦政府和省政府有财政力量支持医疗费用的支出。联邦政府以税收方式融资，之后再以各种方式分配到各省，如公共卫生、药品管理规章、药品安全生产或者少数族裔的卫生保健等。这些方面的支付，联邦政府的费用比例比各省政府的支付水平相对要高。

加拿大已经实行多种方法转移医疗费用的收入。公立部分的医疗机构的收入相比于私营部分已经明显下降，特别是在 20 世纪 90 年代上半期，私营部分与公立部分的投资比快速地上升，这个现象是各省对于医疗费用严格控制的结果。在加拿大，私营医疗机构的变化和发展在近年呈现出"戏剧化"的趋势，1988年以来，私营的医疗保险业务相对于居民自掏腰包部分有了"戏剧化"的上升，占整个私人支付医疗费用总额的比例从 30％以下上升到略微高于 40％。同期，患者自掏腰包的医疗费用私人支付医疗费用总额的比例从 58％下降到 50％以下。原因可能是处方药成本的增加以及私营医疗保险业务的增加，以及私营医疗保险对于保险偿付范围的扩大。

私营的医疗保险，是加拿大医疗保健费用来源的第三大部分。2002 年，由私营医疗保险支付的费用占总医疗费用的 12％；2003 年，占牙科费用的53.6％，占处方药费用的 33.8％以及占眼科费用的 21.7％。

私营的医疗保险，一般是雇佣合同中的福利条款，涉及可以覆盖公立的医疗保险项目所没有涵盖的医疗项目的费用，被分类为"主要的补充部分"（Mossialos et al.，2002）。私营医疗保险项目正在成为个人选择可以使用或必须使用的医院服务的一种补充，或是快速使用医疗资源和医疗机构服务的一种选择。多数的私营保险项目是由雇主、工会、职业团体等以"团购"的方式付费购买，然后以福利的形式给雇员或成员的。由于这种医疗保险是来自于工作职位，所以不是作为一种选项或"自愿加入"的。加拿大人通过这种雇佣附加的私营保险项目的福利得以某种免税。

在各种来源的医疗保险融资中，还有一种社会保险是由各省"工人补偿规划"（workers' compensation schemes）负责融资和支付的，按照法规主要用于工伤的偿付。这种偿付是强制性的。1997 年，魁北克省政府颁布了一个社会保险药品计划，融资来源于强制性的雇主支付费用。这个新规定要求所有的雇主执行新的社会保险药品计划。同时，魁北克省的税收法律也相应地做出改变，规定雇员的医疗福利部分也要征税。对于低工资的工人、退休人员和其他贫困的符合条件的人口，基本医疗保障由省政府负责支付。事实上，这种变化是将医疗费用支付的成本从省级财政收入转移到雇主和雇员，同样也将成本从纳税人和患者那里转移到全部的雇主和雇员。

自愿的和慈善的捐助为医疗研究和公共医疗提供了另一个融资来源。无数的非政府组织，从医院形式到从事某种疾病研究的基金会，定期从公众手中募集捐赠款项。这些基金款项募集后，被用来作为购买医疗设备的资金或者医疗研究的款项提供特定的医疗服务。志愿者们也捐赠他们的时间和技术给这些医疗服务的非政府组织。根据加拿大医疗慈善委员会 2001 年的统计，这种形式的由志愿者们提供的每年用于医疗研究的捐助，能够折算成大约 3 亿加元。

按照《加拿大保健法》（Canada Health Act，CHA）的规定，所有的居民都能够在需要的时候，得到医疗救治，不管是否有支付能力。这种规定适合于新移民、加拿大军人、警察和监狱里的犯人，但是不包括外国游客。在某些省，军人、警察和监狱里的犯人，这三个人群的医疗费用由省向联邦政府收回。这些必需的医疗费用，包括医院的费用、医生费用（包括一些牙科手术）和诊断服务被定义为"保险服务"，同样由省的公共医疗计划"麦迪凯尔"（Medicare）支付。

加拿大也在实行"医改"。"医改"的第一个阶段是 1988～1996 年。在这个阶段的"医改"中，多数省份同时在两个方面"快马加鞭"：一个方面是医疗成本控制，这种控制是通过医疗设备和人力资源的"合理化"来实现的；另一个方面是改善医疗质量，整合医疗服务。控制医疗成本的主要做法是削减医院的住院病床数量和医疗机构数量。医院被关闭、转型或者被兼并进入大型医院成为一个外科手术中心、护理中心。此外，护士是医院授薪的雇员。护士们在这个削减医院成本的行动中受到很大影响。到20世纪90年代早期，刚毕业的护士们发现他们根本找不到工作，于是很多人转行去从事其他工作。

自1997年开始，加拿大开始实行"医改"的第二阶段。这个阶段的特点是公共卫生包括医疗费用显著上涨，以及对于国家财政用于医疗费用支付能力的关注。最引人注意的是对关于加强公共医疗保险的加拿大模式的"麦迪凯尔"项目的质疑，还有催促实现基于市场的医疗机制改革的呼声。由于医疗费用的上涨以及医疗服务需求的增加，许多省份出现了某些领域医疗服务人力资源的短缺。到2000年，等待手术排队的名单已经比预期中的长了很多。对于先进医疗设备，诸如电子计算机X射线断层扫描技术（CT）和磁共振扫描技术（MRI）等影像设备的需求上涨，超过医疗设备的工作承载。这些都是负面的影响。

由于医疗费用的上涨和现行体制下的医疗服务需求的上升，给国家财政带来了巨大的负担。加拿大的"医改"，还在进行中。对照中国的"医改"思路，是否可以学习加拿大的经验，是否能够由政府实行"全民医保"。"全民医保"能否由政府全部包办，是否会给国家财政带来超额重负以及是否能够带来医疗服务的相对低效运行，加拿大的经验值得借鉴。

第三节　芬兰的医疗保障体制

芬兰的医疗服务体系，是世界公认的能够提供比较高质量的医疗服务（Vuorenkoski et al.，2008），同时具有定价合理以及公众满意度高的特点。但是，它也存在着非常显著的问题：患者排队等待时间长，以及某些地区的技术人才的缺乏。还有一些问题将会引起连锁发生的更多问题和挑战，包括老龄人口的增加、新的临床技术的使用、新药的发明以及公众对于医疗服务的期望值的增加等。此外，一些结构性问题也浮现出来：决策非集中化的水平、整个医疗服务系统的引领力量、初级和二级医疗机构之间的合作缺乏以及双重融资带来的问题。

芬兰的公共管理体系由国家、省和市政当局三部分组成。各省政府是中央政府在各地的代表，全国共分成五个省。2008 年，有 415 个自治的市政当局。市政当局有责任为本地居民提供基本服务，包括初级教育、社会服务和医疗服务。民选的市政议会是市政当局的最高决策机构。市政当局征收市政收入税，税收的水平由市政当局根据各地的情况，独立做出决定。市政当局也征收一些其他方面的税，如房地产税和部分企业税等。市政当局也接受来自国家中央政府的补贴。

芬兰的医疗保健政策的目标是：降低过早的死亡率（premature deaths）；延长人民健康的生命；最大可能地保证全体人民的生命质量、降低健康保健方面的差异。芬兰的健康和医疗的基本保障是写入芬兰宪法条款中的，以此确保得以执行。条款规定：每个人都有权利在失业、疾病、残疾以及年老时被保证基本生活条件。公共当局应该为每个人提供保障，依据更详细的法规，为每个人提供适当的社会、保健和医疗服务，以此推动人口健康水平的不断提高。

依照立法的条例，全国的医疗机构被分成 20 个医疗区域（hospital districts），负责提供市政医疗服务的二级医疗服务。每一个市政当局，都必须成为一个医疗区域的成员，医疗区域内的医疗机构的融资和管理由成员市政当局负责。尽管直接"拥有"，但是市政当局常常对于医疗区域的业务量和成本控制感到有些失控或者无能为力，并且认为初级医疗机构的作用和影响相比起二级医疗机构是过于弱势的。

芬兰的初级医疗系统，是随着 1972 年颁布的《初级医疗保健法规》（Primary Health Care Act）而逐步建立起来的。这个法规的颁布被视为芬兰医疗服务系统发展历史上的一个里程碑。它所定义的初级医疗的范围，远远超出了基本的临床治疗，覆盖了医学治疗和公共卫生的全部领域。该法规责成市政机构为当地居民提供完全的保健医疗服务，建立"健康中心"。在 20 世纪 70 年代，这是一个十分新奇的机构。市政健康中心是一个组织或者一个"功能单位"，不是单指一个建筑或一个地点。健康中心的活动，可以在多个地点举办，如孕妇和儿童的健康中心活动，可以被安排在医生的办公地点。大城市的健康中心的活动可以被分别安排在几个地方同时举办。健康中心可以是被一个市政当局所拥有，也可以是数个市政当局以联盟的形式共同管理。健康中心的目标不是营利性的，是共同拥有并实行公共管理的机构。到 2007 年，芬兰总共有 237 个健康中心，形成初级医疗保健的网络。

一、芬兰的初级医疗保健机构

初级医疗保健机构，健康中心的业务范围十分广泛，包括门诊医疗、执业医生开业医院的住院治疗、预防医疗、牙科医疗、产妇护理、儿童医疗、学校卫生保健、老年人护理、家庭服务计划、理疗和职业保健与职业防护。法律并没有对具体应该提供怎样的服务进行规定，多数情况下，应该提供怎样的具体服务也超出了市政机构能够判断的范围。当然，对于某些特定的服务，国家的指南是有规定的，如对于产科和儿科诊所、对于学校卫生保健和射线扫描等。

初级医疗保健的健康中心，通常是配备了专业的医护人员和临床专业技术人员。另外，在医生和护士的看病工作间里配备有 X 射线机器、临床实验室、小型手术设备、心电图和超声波检查设备。在健康中心工作的职员们，是经过挑选的、具有各种临床专业背景的执业医生，一般拥有全科医生资质或者是某些专科医生的执业证照；护士、公共卫生护士、社会工作者、牙科医生、理疗师、心理医师和行政管理人员。每个健康中心的专业医务人员的人数不同，平均在 1500～2000 人。

在初级医疗的保健中心里工作的医护人员，主要工作内容是在办公室诊疗间为所有年龄段的患者提供临床诊断和相应的治疗。当然他们也从事孕妇和儿童医疗服务、学校医疗保健、职业健康和职业防护、家庭保健服务、健康中心住院患者的医疗服务、家庭护理（主要是由护士完成）、在市政护理中心的咨询以及多种多样的公共卫生公开宣讲推介活动。有时候健康中心还邀请在各个医院工作的专家，就某个专门的疾病或疗法做宣讲，如请 X 射线学专家讲解 X 射线机工作的原理和在临床的应用。

初级医疗保健的健康中心里，由全科医生运行的住院部，运行方式有些像医院里的一个部门。典型的健康中心，拥有 30～60 张住院病床，在每个健康中心里的住院部的数量不同，大型的健康中心常有数个住院部。住在健康中心住院部的患者通常是有慢性疾病的老年人，2005 年的数据显示，这些人的平均年龄是 75 岁。对于这部分患者提供的服务以长期的医疗和护理为主。2005 年的住院患者，54％在健康中心住院的时间超过 6 个月。在边远人口稀少的地区，初级医疗保健的健康中心也向全部居民提供全面的急诊治疗和短期的住院医疗服务。最近几年，很多市政当局想方设法降低专科医院的成本，将在专科医院完成手术的患者，转入健康中心住院部继续康复和护理。

在芬兰的初级医疗保健网络的健康中心，护士的作用举足轻重，起了最根本的作用。这里的护士全部是接受过专业护理训练的，他们的工作是协助全科医生，按照医嘱给予注射、拆线、量血压，也帮助处理急诊和新入院的患者。护士虽然不是像守门员那样为医生工作，但是实际上，去找医生看病的第一道手续一定是先见护士。产妇和儿童的医疗保健，也是由接受过预防医学教育的公共卫生护士完成。另外，对于产妇和儿童，公共卫生护士会向他们宣传推广家庭护理计划、学生健康保健以及家庭护理等各种活动。

初级医疗保健的职业健康和职业防护工作，由雇员的雇主在服务条目上挑选出来并提供给雇员。健康中心有一个或者几个医生是从事职业保健和职业防护工作的，也有相应的几个护士是协同工作的。医生可能是职业健康和职业防护专业的（在芬兰的医学教育中有这个专业），或者是普通医学专业但是毕业后接受过额外的职业保健和职业防护专科训练。这部分的费用，由市政当局向雇主全额征收。

理疗和手术后的康复，由初级医疗保健的健康中心的理疗医生负责完成。理疗医生给予每个患者特定的治疗，还要安排和指导他们进行康复训练。健康中心的理疗部门的工作定位是医学治疗和医学治疗的补充。

健康中心通常雇佣社会工作者来处理与疾病相关的各种问题，如帮助患者申请一些补助和偿付、安排患者出院后的家庭帮助和患者需要的其他服务。健康中心还与市政当局的社会服务部合作，提供门诊的精神科医疗保健服务。

健康中心不设销售处方药给患者的药房，但是有大量处方药的库存用于健康中心的医疗业务使用，诸如小手术、住院患者以及夜间的急诊时，一般药房已经关门时使用。

初级医疗保健的健康中心的管理方式有很多种。通常，健康中心的负责人就是主任医生（chief physician），但是在大型或中型的健康中心，管理层工作通常是由几个领头人共同完成的。同时有几个主任医生担任负责人，有一个或几个主任护士长、一个财务主任和（或）行政主任。

有些市政当局还拥有个体医生系统，这个系统是20世纪80～90年代发展起来的。通常，有超过半数的在健康中心工作的医生是属于个体医生系统的。在这个系统里，个人或一个家庭被分配给一个健康中心的某个医生负责，这种分配原则基本是按照地理位置划分的。医生将他们自己负责的个人或家庭的医疗业务做计划，使得名单上的患者在3天之内就可以预约见到医生。医生可以自行决定自己的工作时间，但是在为患者服务的时间内不允许再接待其他的患者。这样行医的个体医生，被列入公共雇员的名单。市政当局鼓励个体医生之间以这样的方式进行合作：医生和护士们可以自行组成一个团队，按照地理位置的定义划分一个业务区域，覆盖1500～5000个居民。这个医疗团队不会有特定的医疗预算或者财务责任。在这个管理模式下的每个患者或者每个居民都有一个特定的医生负责提供医疗服务，从而提高和改善了医疗服务的可接近性和方便程度，同时还改善了医疗服务的持续性，因为在一个患者看病的过程中，不会有另外的医生插手。

作为一个规定,患者除非在急诊的情况下,必须到指定的初级保健的健康中心看病。如果患者想预约一个特定的医生,他或她可以向健康中心任何一个有空的医生预约看病时间。如果当地有个体医生体系提供医疗服务,患者通常要与负责自己所在地的已经被分配好的个体医生预约。这意味着医生没有多大选择患者的余地。但是,如果患者提出改变既定的医生,另外找其他医生看病,是可以被重新安排的。2006 年,大约有 13% 的在初级保健的健康中心工作的医生,同时以个体医生的身份在工作。

二、芬兰的二级医疗机构

芬兰的二级医疗机构,主要是由市政当局拥有并负责运行和管理的医院区域。芬兰共有 20 个医院区域。每个市政当局必须属于一个医院区域。最大的医院区域的医疗业务覆盖人口为 140 万人。最小的医院区域的医疗业务覆盖人口为 65 万人。一个医院区域的业务覆盖面,从地理位置上说,可以是 8~58 个市政区域不等。每个医院区域,有一个中心医院和根据需要的不同几个其他医院,其他医院的数目,根据医院区域的人口规模等因素决定。有 5 个中心医院是大学的教学医院,担负更多的责任和义务。医院区域的医疗机构是由市政当局(有的医院区域由几个市政当局共同拥有和出资管理)主要基于"按服务付费"(fee-for-service)的方式给予财政支持。国家拥有两个精神病医院。2006 年据统计,大约有 37% 的医生在公立医院工作的同时,也在为私营医疗体系工作。

二级医疗机构,提供特定的门诊医疗、住院治疗和外科手术治疗,这些治疗一般是在同一个医疗机构中完成。患者到二级医疗机构看病,需要有初级医疗保健的健康中心的医生或者个体医生体系中有执照的医生的"提交",指定到专科医院或者某个二级医疗机构的门诊或住院部接受治疗(除非是紧急情况下,如急诊不需要健康中心的"提交")。大约有 5% 的患者被从健康中心"提交"到二级医疗机构继续诊疗。2005 年,大约有 39% 的患者是从健康中心被"提交"

到二级医疗机构住院治疗的。被其他医院的医生"提交"到二级医疗机构的患者有22％，被私营医院或诊所"提交"的患者有15％，包括私人的职业保健服务部门。

白昼手术（day surgery）已经成为专科医疗的一个重要组成部分。"白昼手术"的定义是：专科水平的手术，但是患者手术后不需要在医院停留过夜，可以直接回家。1997～2006年，白昼手术从77 000例增加到171 000例。有超过一半的白昼手术主要是眼睛、耳朵、鼻子、喉部和嘴部的手术。

一般来说，患者不可以自行选择医院。初级医疗保健的健康中心有专门的指南，规定哪些症状或者哪些诊断需要"提交"到二级医疗机构完成诊治。

初级医疗保健机构和二级医疗机构，通常在合作方面做得并不是很好，因为是分属不同的机构。举例来说，初级医疗的保健中心在"提交"患者之后，并不总是提供非常详细的关于治疗情况的反馈信息给二级医疗机构。全国联网的患者信息电子管理系统，可以帮助改善这方面的合作。

三、芬兰的私营医院

芬兰只有几家私营医院，提供了全国医疗服务的5％。患者选择到私营医院看病的主要原因是排队等待的时间短，可以更自由地选择医生以及感觉上更好的服务质量。同样，患者到私营医院看病，不需要任何医疗机构的"提交"，国家医疗保险（NHI）也同样补偿部分医疗费用。有一些市政当局和地区医院还向私营医院购买特定的医疗服务，但是购买私营医院医疗服务并不是很常见。2006年，在私营医院的门诊患者达350万人次，其中的79％是看专科医生。私营医院专科门诊人次最多的是妇产科和眼科，这两个专科的患者人次占私营门诊业务的1/3以上。

四、芬兰的急诊医疗

急诊医疗在芬兰，是由初级医疗和二级医疗机构共同承担的。通常，每个初级医疗的保健中心指定至少一位医生负责接待急诊患者。但是常见的情况是由于医生人数短缺造成医生只是听候急诊召诊，而并不是真的随时可以到位。最近几年开始从私营医疗机构"租用"医生，这些被租用的医生通常是在他们的全职工作时间以外，再接受被"租用"的医疗任务。一般情况下，即使是急诊，患者也会被建议先到初级医疗的保健中心，然后，如果需要的话，再被转到二级医疗机构。在二级医疗机构里常常配备有几个不同专业的专科医生在急诊部接诊。在不同的地区医院里的急诊接待处理方式很不相同，这与所在地区的医院规模等因素相关。

市政当局有责任安排和管理救护车服务，各个地区的救护车服务水平和方式也不相同。提供救护车服务的可以是初级医疗网络的健康中心，也可以是私营公司或者直接由市政当局雇佣。在多数的地区，救护车服务由市政当局外包给私营公司。在芬兰有200多家这样的外包救护车服务业务的私营公司，大多数这样的私营公司是拥有少于3辆救护车的小型公司。2007年，芬兰全国已经有6架急救直升机。这些急救直升机也执行其他救援任务。急救直升机的费用来源是私人捐助、地区医院和国家支付。

五、芬兰的药物生产和管理系统

芬兰模式的药物生产和管理系统也是受到广泛赞许的。芬兰很少有专利药问世，绝大多数是非专利药。芬兰有两大药品批发商，负责分销全部药品到药店和医院。药品生产企业只能与这两个药品总批发商签订独家代理销售合同。除此之外，没有别的途径可以销售药品，所以这个渠道被称为"单通道系统"（one-channel system）。特定的药物可能通过特许通道由生产厂家直接销售到医院药房。药品批发商和医院药房可以囤积一定的药品储备，用于紧急情况使用。

门诊药房只能销售药物，包括非处方药物给患者使用。只有一个例外，就是自2006年以后，烟碱（尼古丁）替代用品被转到杂货商店销售。处方药的销售一定要依据医生处方才可以销售给患者。医疗机构给患者使用的药物，由医疗机构进行管理。在芬兰，不允许网上销售药物。药房属药剂师私人所拥有，但是不允许以公司的形式拥有。一个药剂师只被允许拥有一个药房（或者两个辅助药物药房）。作为特例，赫尔辛基大学和另外一个大学有特权被允许拥有药房。医院有权拥有自己的药房。2006年，全芬兰有804个药房（包括辅助药物药房）。

药房的经营有很多规章约束，包括经营的地点、经营药房的药剂师的条件和选择、最高批发价格和国家医疗保险的偿付价格等。对于所有的门诊药房的批发价格必须是同样的，批发价每两周可以做出一次调整。零售价格可以根据批发价、药店的利润（利润率已经被政府规定所限制）等因素综合决定。药房缴付类似税收的药店等级费用给政府，这种等级是与药店的纯销售量挂钩的。药房等级费的缴纳功能，可以调整和平衡各个药房的收入差异。由于这种严格的管理制度，所以在各个药房之间很难出现以逐利为目的的竞争。2005年，剔除各种运行成本之后的药剂师年利润所得平均在28万欧元，是纯销售额的9.2％。

有销售许可证的药品公司，必须申请药品的批发定价以及列入保险偿付目录的药品名单。绝大多数在市场上销售的药品是被列入保险偿付目录的。有三类药品不被列入保险偿付目录：第一，低成本药品。保险公司不认为是患者必需的，并且公司希望能够自由定价。第二，药品定价审批机构和药品公司之间就定价问题还没有达成一致意见的药品，并且该药品的销售还只限于医院。第三，药品公司自行定价但是价格低于审批价格的药品。

医院和初级医疗的健康中心，通常由专家组成的药事委员会负责评估和推荐能够进入医院药房的药物名单。药事委员会也负责谈判药品价格并且决定是否购进。医院和健康中心也已经形成了这种谈判的能力，因为药品的使用量很大。

从20世纪90年代开始，芬兰的药品成本逐年上涨，平均每年上涨7％～8％。在芬兰，法律不允许直接对消费者做药品广告，但是关于疾病的公益性广告是可以播放的，广告中不允许出现具体药品的名称，非处方药品可以做广告，但是有很多限制。

门诊医疗中，医生不必考虑任何财务的因素，不用考虑预算或者成本控制。国家医疗保险（national health insurance，NHI）作为医疗费用的支付者，很少能够影响医生的处方。但是处方模式还是能够被保险偿付名录所约束和改变。在住院医疗这部分，医生需要小心谨慎地对待成本，因为住院患者的医疗成本是包含在部分预算当中的。

市政当局还有责任为初级学校、职业学校和中学提供医疗保健服务。初级学校的医疗保健包括医生和护士为学生做体格检查、健康教育、牙齿防护，以及心理疗法和语言疗法。学生有需要时可以找学校的护士，学校的护士也负责健康教育。在许多初级学校的护士，还负责给学生上课，教他们如何与人相处以及一些性的知识。1954 年开始，大学的医疗保健基金运行并为大学生提供医疗保健服务。这个基金拥有 16 个设立在大学城的健康中心。2006年，大学的医疗保健基金的预算是 3500 万欧元，其中有 65％的融资来自国家医疗保险，18％来自学生和学生联合会的缴费，还有 12％来自大学城，5％来自教育部。

还有提供给军队和监狱的特殊医疗服务。每个监狱都有一个门诊诊所，另外还有三家监狱医院，其中一所是精神病医院。囚犯的医疗费用由司法部提供。对于被征兵入伍的人员，军队必须提供全部免费的医疗保健服务。

六、芬兰医疗保障体系的融资

芬兰的医疗保障体系，由三个接受公共融资的不同系统组成，包括市政的医疗服务体系、私营医疗服务体系和职业健康医疗服务体系。其中，最大的医疗服务系统是市政的医疗。市政的医疗服务体系的融资主要来源于政府税收和NHI，国家医疗保险的融资来源是强制性税收。市政当局负责市政医疗服务的供给，但是不包括门诊药物和运输费用。NHI 负责私营医疗部分、职业保健、门诊药物、运输费用、疾病补贴和产假补贴。这种双重的融资管理渠道，给总体医疗机构的管理运行效率带来挑战，特别是在药物治疗方面，由于这种双重融资管理机制，实际上增加了管理成本，产生了值得关注的问题。2005年，芬兰的总体医疗费用水平占国民生产总值的7.5%。用于医疗服务费用的主要融资来源是税收和国家医疗保险。

市政医疗服务提供的由公共融资来源支撑的医疗服务，占了总体医疗服务的最大份额，包括门诊医疗的71%、门诊牙科治疗的59%和住院治疗的95%。按照立法要求，400多个市政当局为当地居民提供了必需的医疗服务。市政当局在计划和引领医疗服务的总体布局朝向他们认为最佳的发展方面，有很大的自主权，市政当局的引领力量甚至超过中央政府的影响力。实际上，市政当局之间也在努力开展一些地方发展项目和试验并且希望能够提高效率改善服务，如增加市政当局之间的合作、增加初级和二级医疗机构之间的合作以及公立和私营部分的医疗机构之间的合作。但是，这些改变和合作之间的协调，在国家层面做得并不是很好，所以有可能引起的结构上和总体发展上的差异在各个地区越来越大。

对于医疗服务提供方面的公共责任，芬兰已经开始实行非集中化的改革试验并且取得了显著的成绩。无疑，在欧洲国家里，芬兰是这方面做得最好的国家。非集中化的管理所带来的优势，也日益突出。但是这种非集中化管理的趋势，在过去的几年中，有被轻微掉转的倾向，国家的引领力量在增加。例如，政府对于市政当局和市政服务的重组计划，其中一个重要目标就是削减市政当局的数量、增加市政当局之间的合作。

NHI对于私营医疗的使用，实行部分偿付，主要包括大城市中的一些私营医院。私营医疗部分提供了门诊医疗的16%、门诊牙科医疗的41%和住院治疗的5%的服务。NHI的偿付覆盖了私营医疗服务的1/3。其他的非官方主办的医疗保险在芬兰的作用很有限，主要被用于NHI偿付费率之外的一种补充。

职业保健和职业防护方面的立法，责成所有的雇主为其雇员提供预防性的职业保健和职业防护服务。作为强制性的职业预防保健的一部分，许多大型或者中型企业的雇主，还为雇员提供门诊医疗服务的保险（门诊医疗的 13%，是由职业保健和职业防护系统提供偿付的）。国家医疗保险计划为雇员的职业保健和职业防护所产生的总体费用补偿 40%。对于雇员来说，职业保健和职业防护所产生的费用是没有自费比例的，是免费的。

多数医生是在市政当局所属的医院区域里工作，并且通常是在市政当局领取薪水的。2008 年以前，出现一个趋势，就是从私营医疗机构"租用"医生。11% 的医生是全职在私营医疗机构工作的，30% 的医生全职在公立医疗机构里工作但是拥有自己的诊所，在公职业余时间里到自己的诊所工作。从 20 世纪 90 年代后期开始，芬兰出现明显的医生短缺现象，已经对医疗服务系统的发展产生了很大的冲击。为了矫正这种情况，每年招收医科学生的人数开始大量增加。

20 世纪 90 年代，芬兰国家层面开始实行针对医疗服务系统的改革。改革的主要方向和目标是：国家主导的市政服务体系中出现的违规或不按指南要求的方法操作，被严格控制及惩罚。此外，适当分散国家在医疗服务方面的集中掌控。这个改革引入了一项命名为"保证未来医疗服务的国家计划"（National Project to Ensure the Future of Health Care）项目，即对所有年龄段的人群，扩大牙科保健服务范围；对于患者的排队等候时间给予确定（而不是漫长的似乎被遗忘了般地等待）；实行一项计划整顿市政机构和相关的服务，并且建立全国联网的患者信息记录电子系统。另外，还有一些改革项目是与药政相关的，主要目的是进一步提高药品的成本控制。

未来芬兰的医疗保障系统面临的挑战是：分散芬兰的医疗保障系统，使其不要太过于集中。这些挑战的具体内容是：强化在战略发展、战略优先和资源配置方面的统筹和引领能力；逐步加强相对薄弱的初级医疗服务系统；改善市政医疗服务系统中初级和二级医疗的相互合作；在公共医疗的津贴补助上实行双重融资方式。

芬兰的医疗保障系统面临的另外两个重大的挑战是：医疗服务在地理上分

布的不公平，以及在不同社会经济集团之间的医疗服务的不公平。在不同的市政地区的医疗服务供给和看病等候时间方面有显著的差异。此外，由于每个市政当局对于医疗服务领域的投入不一致，所引起的医疗服务质量和医疗服务范围方面也有显著的差异。当然，导致这些显著差异产生的原因也包括：各地人口年龄结构方面的差异、特定疾病的发病率方面的异同以及私营医疗服务和职业保健职业防护医疗服务的使用情况方面的不同。

即使芬兰的医疗服务体系被全世界公认为能够提供比较高质量的医疗服务，同时又具有定价合理以及公众满意度高的特点，但是芬兰仍然需要进行"医改"，仍然面临着在"医改"中的种种挑战。这个事实，提醒我们思考："医改"绝对是一个长期的任务和目标。在"医改"的过程中出现争论和各种声音是有助于"纠偏"的。不论现状如何，公众满意度如何，"医改"都是"势在必行"的。因为对提高医疗服务的效率、改善医疗服务水平和提高医疗服务质量的追求，是永无止境的。

第四节　经济合作与发展组织国家的"医改"

经济合作与发展组织（Organization for Economic Co-operation and Development，OECD）成员国家（简称 OECD 国家），也曾经进行过或者正在进行"医改"。根据 OECD 的工作报告（Docteur et al.，2003），过去几十年中，OECD 各个国家的医疗保障体制，都在陆续或者持续地改进之中。医疗保障系统改革的内容和形式，基本都是围绕着政策的调整，以确保在需要医疗服务时，这项服务的可获得性。此外，改善医疗服务质量和医疗服务的产出、调整公共财政部分和经济领域里影响医疗服务的多种资源的分配方式，达到宏观上的效率的提高；确保医疗服务的供给，是以一种成本有效和成本发挥作用的方式，即微观层面上的改进和提高来实现的。通过这些调整和改革，几乎全部 OECD 国家，都达到了对于医疗风险提供保险的普遍覆盖，很多国家也开始进行旨在消除医疗服务和医疗保险方面的持续存在的差异的改革。一些被披露出的新的证据显示医疗服务质量中存在着很严重的问题，所以，许多国家也引入了新"医改"措施，并试图去改进和提高医疗服务质量。因为这些改革进行的时间还不够长，目前还不能对这些改革的结果做出比较和总结。

OECD 国家在"医改"中，为了控制成本所采用的多种多样的方法，也已经获得了一定的成功，表现在 20 世纪 80 年代和 90 年代的医疗卫生费用上涨趋势（特别是公共财政支出部分）、在很多国家医疗费用占国民生产总值的比例上涨趋势，已经呈现放缓的态势。但是，引起医疗费用上涨、持续上涨的根源，还没有被根除。

另外，OECD 一些成员国家已经开始担忧：因为对医疗费用的严格限制已经走得太远，以至于伤害到医疗服务系统的表现和发展。还有一些证据显示：医疗服务的供给已经开始变得更加有效率，特别是在医院服务方面。一系列的措施，诸如实行更好的支付方法，已经改善了医疗服务机构供给者微观方面的激励机制。然而，在医疗服务供给者和保险公司（支付者）之间引入一种更加有竞争性的机制和环境，已经被证明了是很困难的。

对于医疗服务政策改革的持续存在的"需求"，也反映出医疗服务作为一个经济活动中的特殊部分的特殊本质和特殊作用。在医疗服务与基本的"公平"目标并列在一起时，医疗服务的本质和作用就更加特殊。医疗服务的融资是建立在保险机制基础上的，这种保险机制也包括了税收融资模式，并且保险市场的运行也充满了很多的缺陷和不足，这些也都有可能对医疗服务这部分经济活动产生决定性的影响。这些影响可能有以下方面：

首先，在非官方主办的保险市场中，保险项目对于汇聚—分摊财务风险和推动医疗服务的可获得性的作用是微弱的，因为健康和医疗是具有极高风险的。这种"选择上的副作用"会限制保险公司为具有"高风险"的个人提供医疗保险，降低保险的覆盖率，同时也导致潜在的、从社会角度看待的对于医疗服务的低消费。

其次，保险业所面临的关键问题是：有医疗保险的人，不用自己负担所接受治疗的全部费用。由此产生可能的"道德风险"是对于医疗服务的过度消费，以至于超过社会的承担水平。

最后，医疗服务提供机构相对保险公司来说，对患者的真实需求以及所需要的医学治疗的范围和程度、对所提供医疗服务的质量和供给，具有相对较良好的"知情"。信息的不对称（这种不对称既是针对患者而言，也适合于描述保险公司），可能会影响临床医学上的选择，医疗机构的执业人员常常可以处于一个"诱导需求"、诱导使用甚至是过度使用医疗服务的位置。

上述这些原因，使得全部 OECD 国家都极大限度地依靠公共融资支撑的官办保险。同时，对于医疗服务的很多方面和私营的医疗保险市场实行公共规则管理。事实上，公共部分已经成为主导力量，不论是在医疗服务的融资还是在医疗服务的提供方面。

然而，由于医疗费用在 20 世纪 60 年代和 70 年代的持续上涨，导致多数国家的政府认真考虑公共财政的支撑能力问题（与民众的需求形成矛盾），政策制定者开始关心如何找到一种方式，可以使得医疗费用上涨问题得到控制。多数情况下，很多政府最初选择的是通过各种宏观控制措施，试图达到控制约束和牵制医疗费用上涨趋势的目的。但是，这种宏观控制措施，常常给医疗服务的供给带来更多的问题，所以近年来，又转而集中措施试图鼓励医疗服务机构提高运行和管理效率。虽然在过去的 20 年中医疗费用的上涨速度也有了明显的放缓，但是在许多 OECD 国家的医疗费用的上涨速率还是超过了总体经济的发展速度。

投入更多的社会财富、更多的 GDP 到医疗服务领域，并不是十分不好。确实，在实行医疗服务供给的严格控制之后，医疗费用的支出是达到了一种"适宜"的水平，各国政府也面临着一种进退两难的尴尬。此外，社会福利可能又通过政府支出的增加而得到改善，特别是在对医疗服务需求日益增加，且增加趋势超过了总体收入的情况下。当然，医疗科技的变化和进步带来的成本增加大大超过了投入改善医疗服务质量的部分。另外，与医疗服务相关的市场机制的失败，也预示着过度使用医疗服务的危险出现，相等的医疗服务产出可能在更低的成本下就可以得到。

各国政府越来越多地意识到：在现行的管理机制以及医疗服务的购买中建立适宜的激励机制，能够极大地改变存在的问题。因而，一系列针对存在问题的改革措施被引入实施。改善的范围大大超过实际所需要的。

OECD 成员国家在医疗保险的覆盖、医疗服务融资和医疗服务的提供方面有各种各样的运行机制和方法。每一种机制和方法都有其优点和缺点，这在很大程度上反映出激励机制与其制度和管理模式相关。

因为保险公司是作为医疗服务的支付者的形式存在于市场，所以公共部分与私营部分的保险覆盖程度成为衡量政府在医疗服务费用控制方面的一个指标。保险市场的组成是否单一，是否是由普通的公立保险或者多种保险公司共同存在，意味着是否在保险市场中引入基于不断改革的并且为消费者提供可选择范围的竞争机制。

经济合作与发展组织内的全部国家，或多或少都有公共融资的保险项目或者公共管理的保险项目。私营医疗保险在美国和瑞士，是提供基本医疗保险的主导形式。同时，私营医疗保险在德国和荷兰是覆盖了大部分人口的医疗保险机制的主要组成部分。在其他国家，如匈牙利、日本、韩国、墨西哥和多数的北欧国家，私营医疗保险方针没有被广泛使用。还有一些国家，私营医疗保险被用以作为一种补充，实行一种"补充"政策，或者是用来吸引自己掏腰包付费的部分人口，又被称为"补足的保险"（complementary insurance）。在澳大利亚、爱尔兰、意大利、西班牙和英国，私营保险项目成为普通的公立保险项目的"强化剂"，使整体保险机制作用更加强大。购买私营医疗保险主要是增加了对于医疗机构的选择，并且缩短了看病的等待时间，提供了及时看病的可能。

由此可以看到，医疗保险项目的融资方式，影响到了"公平性"。在使用保险的人群中，由于疾病的风险等级不同，疾病高风险人群可能使用了更多的成本。此外，由于收入与健康状况相关，所以保险融资在低收入家庭可能是不成比例的。保险融资的设计，与支付能力极其相关（如主要地依赖税收或者依赖社会保险捐赠）。此外，保险融资使用一种低度的成本分摊的方法，也通常被认为是在财务影响上具有很大的公平性，这种公平性可以极大地"孵育"医疗服务可获得性方面的"公平"。由于医疗服务的需求不可以被预期患者额外的或者直接的财务方面的成本所调剂和缓和，这种融资方式可能本身就面临极大的道德风险。

关于保险公司，即融资方以及医疗服务提供机构之间的关系，依赖于多大程度上医疗服务的融资和医疗服务的提供机构，是由公共机构掌控和管理的，特别是在成本的控制和服务效率方面。虽然在 OECD 各国的医疗保障体制内有很多的差异，但基本上，OECD 国家可以被分类成为一个大类，因为在这些国家里，没有任何一个国家的医疗保障体系是以私营的保险系统为主，再辅以公共保险部分。这一点对于识别和区分多数国家（特别是以一种模式为主导的国家）的整体环境、掌握未来改革占主导地位的模式的方向是非常重要的。

"公立一体化"（public-integrated）模式将医疗服务供给的预算融资机构和作为政府部门的一个组成部分的医院相结合。广义上说，公立一体化系统存在于北欧国家、澳大利亚（公立医院）、意大利、希腊和葡萄牙。20 世纪 90 年代的改革实行之前，英国也属于公立一体化的体制。新西兰在 20 世纪 90 年代引入了与英国相似的医疗服务供给购买的机制，但是在 2000 年的改革之后，又改为向公立一体化的模式靠近。这些公立一体化的系统，很大程度上是由类似政府机构的部门在运行和管理。在这些部门中的职员，通常都是政府雇员，从政府部门领取薪水。

在公立一体化的系统里，非固定的医生（ambulatory doctors）和其他医疗服务专业人员，以各种不同的薪酬水平与政府雇员或者私营医疗机构签约。这种机制，在保证医疗保险的全部覆盖方面是特别容易操作的，并且由于这些医生和专业人员是在预算的控制之下的，所以对于总体医疗费用增长的控制也相对容易实现。但是，这种体制对于增加医疗服务产出的刺激性、改进服务效率，或者保持医疗服务的质量以及满足患者的需求而言，相对薄弱和无力。支付系统的总体设计，极大地影响了医疗机构的产出。

还有一种模式被称为"公立契约"（public-contract），指公立的支付机构与私营的医疗服务供给机构签约。支付机构可以是国家机构或者社会保险基金。加拿大、多数的欧洲大陆国家、日本和英国，某种程度上还有新西兰，属于"公立契约"模式。单一支付者管理方式，相比多重支付者管理体系，更容易降低管理成本。同时，支付者对于医疗服务的供给方的影响力度更大。在很多"公立契约"系统中，私营医院和私营诊所基本是无利可图的。独立的私营签约者通常提供非固定的医疗服务。这种体系，通常被认为是可以比"公立一体化"模式更多地考虑患者的需求，但是在保持医疗服务的成本控制方面却是不够成功的，需要额外的规章制度去约束医疗服务的供给机构。

"私立保险和供给"模式，是私营保险公司结合私营医疗服务供给机构（常常是营利性的）的模式。保险公司可以是强制性托管的（瑞士）或者非官方的（美国），后面的一种模式，保险业务不是每个人都可以负担得起，都能使用的。传统上，这种保险模式的支付方法是基于方便挑选和满足患者需求而设计的，但是成本控制方面的作用比较弱。所以，在20世纪90年代的美国，开始广泛并迅速地实行各种健康管理计划，对于医疗服务的使用量和价格都有更严格的控制。在这些计划下，保险公司可以挑选与之签约的医疗服务提供机构，并且可以更加严格地限制患者对于医疗机构和医疗服务的挑选。

在改善医疗服务的可获得性、提高医疗服务的产出方面，OECD国家也做出了很大的改进。OECD国家的医疗服务政策的制定，最基本的目标是"孵育"医疗服务的可获得性。这个目标的实现，首先在医疗保险的基本覆盖方面得以体现，基本覆盖保证了基本医疗，之后的一个步骤是消除财务方面的障碍、确保适当的医疗服务供应以及关注与社会阶层相关的差异。在最近几年中，已经有一些国家转而关注医疗服务系统在其他方面的表现，以此确保整个医疗服务供给系统的运行和基础能力不断得到改善和提高，并且确保医疗机构能够提供更符合需求的、更加令人满意的医疗服务。

医疗保险的覆盖率推动了医疗服务可获得性的提高，特别是在那些医疗保险的融资机构和医疗服务的提供机构各自运行的国家。同时也提供了一种保护机制，抵御很多急性疾病、慢性疾病情况下的治疗所带来的成本提高。除了墨西哥、土耳其和美国，全部 OECD 国家，在 20 世纪 90 年代就已经实现了全部人口的基本医疗保险覆盖。基本医疗保险内容的差异也非常明显，虽然为患者提供了必要的医疗服务，但是不包括一些特定的医疗服务或者一些患者需要分担成本的服务。所谓患者分担成本的管理方式，包括"共同支付"（co-payments），是一种对于每项医疗服务有固定的患者和保险公司支付比例的联合付费方式；"共同保险"（co-insurance），即个人和保险公司在总费用中的固定支付比例。

缺乏医疗保险对于及时获得医疗服务来说是最大的障碍。美国的证据显示出：没有医疗保险的人口常常面临着不能及时获得医疗服务的危险，尽管有大量的慈善机构、医疗机构提供慈善医疗服务。相比起有医疗保险的人群来说，没有医疗保险的成年人即使在很严重的疾病状态下也常常放弃治疗。没有医疗保险的人也常常得不到医疗防护和慢性疾病状态下的治疗，所以在他们就医时，往往已经是心血管、癌症或糖尿病等疾病的晚期。没有医疗保险，导致医疗服务产出方面的结果很糟，同时也带来了巨大的财务危机。这些方面的结果，使得医疗保险的覆盖率成为影响医疗服务效率和医疗服务费用的决定性因素。

由于大多数 OECD 国家实行了"全民医保"或者接近"全民医保"，只有少数几个国家正在进行扩大医疗保险覆盖的改革。更多的已经实行"全民医保"的国家正在进行的是一些选项方面的潜在紧缩医疗服务，如转移部分医疗保险到非官方的机构。

实行"全民医保"的方法是强制性的保险覆盖，有两种可选择的方法，一种是建立没有覆盖全部人口的或者覆盖全部人口的公共融资医疗保险项目，还有一种是要求（命令）向私营医疗保险公司购买。举例来说，澳大利亚就是转变医疗保险从自愿购买非官方的保险到命令性的购买。1984 年，澳大利亚还引入了"麦迪凯尔"（Medicare）项目，以及全民医疗保险项目。同样，自 1994 年开始，瑞士实行的是强制性命令要求购买私营医疗保险政策。通过这样的做法，瑞士实现了从接近"全民医保"到"全民医保"的迈进。西班牙的做法是，建立自己的医疗保险项目，借此逐步实现医疗保险覆盖人口的扩大，并且在 2000 年实现了 99.8％的人口具有医疗保险。法国的做法是实行一种名为"巧克力层"（couverture médicale universelle）的补充体制，并在 2000 年实现了将社会保险覆盖的"空隙"，即没有医疗保险的人口全部纳入医疗保险的覆盖。在荷兰，医疗保险已经是强制性的，并且有 65％的人口已经被纳入医疗保险，包括所有的易受风险攻击的人群，即符合社会保障系统救助的以及低收入的人口。可能是由于政府为那些拒绝加入私营保险和那些加入非官方医疗保险但是收入比较低的人群，也推出了一些补充型的保险项目，所以荷兰没有医疗保险的人口仅占全部人口的 1.6％。

有些国家已经采用一种定向的、推进的措施去提升医疗保险的覆盖人口范围。例如，墨西哥的方法就是针对每一个新的雇员联合会推出一些新的社会保障项目，借此提高医疗保险的覆盖人口。但是，由于受社会经济发展情况的影响，并不是所有的人都被雇佣，都有工作和雇主，所以有很大一部分人口还是没有医疗保险。常用的通过社会保险的方法没有实现"全民医保"，只能再另外设计其他的公共保障项目和服务，以此向"全民医保"的目标推进。美国也正在采取和实行很多的改革，希望能够提高公共医疗保险和私营医疗保险的覆盖人口率。尽管采用了很多措施，并且 20 世纪 90 年代的经济发展也实现了突破，但是没有医疗保险的人口比例还是增加了。1990 年，在美国有 14.9％的非老龄人口没有医疗保险，到 1998 年，这个数字增长到 17.0％；到 1999 年，降低到 15.8％；到 2001 年，非老龄人口中没有医疗保险的美国人，又稍有增长，达到美国总人口的 16.5%。

成本分担的要求和某些医疗服务没有被保险所覆盖（如牙科医疗、某些处方药、精神或行为疗法、康复治疗或非急诊治疗以及其他很多条目，这些条目在 OECD 国家的医疗保险目录里是拒绝支付的），所以每个国家内部和每个国家之间，在医疗费用的保险比例和偿付内容方面的差异是巨大的，表现在私人自付比例的巨大差异。在韩国、墨西哥和土耳其，患者需要分担支付全部医疗费用的 1/3 以上。事实上，在小部分的 OECD 国家中，患者自掏腰包的付费作为一种"非官方"（unofficial）的补充，是非常多见的，特别是在一些 OECD 的新的东欧成员国，在上述的各种社会保险的实施中，过度收取费用也是非常普遍的现象。

医疗费用上的自掏腰包给患者带来的家庭负担，在各个 OECD 成员国家里也是情况各异。有些国家的数字显示，这部分自掏腰包的医疗费用负担只占家庭消费的 1.1%；而在另一些国家，这部分费用占家庭总支出的 4.3%。另外，平均来说，这些医疗费用的自付部分所占家庭总支出的比例，还与家庭的总收入、医疗服务的使用情况、医疗保险的类型和其他因素相关。

成本分担的要求和某些医疗服务没有被保险所覆盖，实际上形成了对于医疗服务使用方面的障碍，特别是在患者自付的部分相对于患者的收入而言是非常高的情况下。自掏腰包的医疗费用成本，可能会影响患者对某些医疗服务的使用。例如，初诊和处方药的使用，某种程度上是患者根据自己的情况自行决定是否去看医生以及是否接受医生处方的药物治疗。然而，对于没有什么选择余地的住院治疗和其他高成本的医疗服务，患者的影响力非常有限，对于价格的敏感度也非常低。

在一些医疗保险没有完全覆盖全部人口，或者要求患者对成本进行分担的国家，已经开始实行改革，以增加医疗保险覆盖的人口范围，或者针对没有医疗保险的人口以及易被疾病攻击的人群采取特殊的措施。这些改革反映出一个普遍的目标就是建立医疗保险的更大范围的覆盖率，推进在必要情况下对医疗服务的使用。对于什么是"必要的情况"，在各个国家的界定也是有很大的不同的。考虑到必要性，一些国家在界定是否是"必要的"时，会综合考虑这项服务是否是常规的以及是否是可以预期的并且成本是不高的，所以很多国家对牙科的费用偿付是各不相同的。

也有一些国家（或者同样的国家在不同的时期内）采用了相反的方针，在限制医疗服务成本的改革措施中，设计了增加私人"自掏腰包"部分的政策、以私营医疗保险牵制公立部分医疗费用上涨的趋势。关键的问题就是如何在公平性和公共支付费用的限制方面找到一个平衡和恰当比例所在。在一些国家将医疗保险覆盖项目的条目设定得相对比较狭窄的时候，对于私营医疗保险或者患者"自掏腰包"付费的依赖就相应地变大。已经有医疗保险的人口对于他们已经使用了多少医疗服务以及这些服务的成本是多少，比较敏感，对于哪些医疗服务由他们自己承担成本很清楚。但是在基本医疗保险为全部人口提供了相对普遍的、相对广泛的偿付目录时，多数人将会使用更多的医疗服务。

澳大利亚和墨西哥是一类国家的代表。它们丰富了基本医疗目录中的服务项目，在增加医疗服务的可获得性、减少获得医疗服务方面的财务障碍的同时，加强了对于成本的控制。1992年，澳大利亚的"医改"扩大了精神疗法、医学康复和家庭护理方面的患者所得利益。20世纪90年代，日本和德国也扩大了长期医疗服务的患者所得利益。部分国家已经集中关注在已经有医疗保险的特定人群，因为即使有医疗保险，还是会因为低收入或者失业等问题而不能保证在需要时可以得到必要的医疗服务。2000年，法国开始在保险项目中设计为低收入人群提供更大比例的医疗费用偿付。日本也是一个例子，日本在2002年出台了一个针对70岁以及70岁以上老年人的最大比例的联合付费，以增加这部分人口对于医疗服务的使用获得性。1997年，新西兰实施一项针对初级医疗服务和儿童用药的重大补充措施，鼓励医生在这些医疗服务中对于患者实行免费服务。

很多国家已经建立起全面的或者绝大部分的医疗保险覆盖，但是这些还不足以保证医疗服务获得方面的公平。在一些OECD国家，医疗机构或者医疗服务提供方面的短缺或分布不均，甚至是被诸如语言或者文化差异方面的因素所制约，仍然有一部分人口在获得必要的医疗服务方面受到限制。这些限制所产生的差异，根据多数 OECD 国家所实行的标准，表现为获得医疗服务方面的不平等。因而，对于医疗服务的需求和供给，应该是主要的或者唯一的判断医疗服务使用是否公平的决定性因素。

由于在医疗服务的获得性和公平性方面存在着很多问题，许多国家已经开始着手实施一些改革措施，目的在于减少这些问题。为了应对诸如医疗服务机构短缺或者分布不均的问题，OECD 国家开始使用多种计划和调节措施，在财务方面刺激增加医疗服务的供给或者改变医疗服务的供给方式。某些情况下，缺少必要的或者适当的医疗服务仅仅是针对某些人群而言，一些国家采用措施或分步骤实施对于特定人群的免费医疗服务的范围，特别是针对没有医疗保险的或者社会中的弱势人群。

作为最近实行的"医改"的一部分，墨西哥开始聚焦在改善初级医疗服务和公共卫生服务的供给和使用方面，特别是针对特定的生活在农村和贫穷地区的人口、土著人口以及在正式的经济活动以外的圈子里工作的人口。墨西哥采用的措施和步骤包括扩大国家位于农村的医疗服务中心网络。1992 年，澳大利亚也实行了对于农村和边远地区的医疗服务供给的扩大措施，改进和提高农村和边远地区的医疗服务的可获得性。澳大利亚采用的措施也是扩大初级医疗服务到土著民族，改善对于土著民族的医疗服务产出。此外，还实行了针对劳动力的"医改"项目，特别设计了针对文化差异和其他利益关系的改革项目。新西兰已经增加了由土著毛利人拥有和运行的初级的和社区的医疗服务。西班牙在过去的几年中新增加了 60 多所新医院并且开放给居民，以此确保对于医疗服务供给方面的地理上的可获得性。结果，全部的居民都可以在离家少于 1 小时的路程之内找到一家综合性的医院并且得到最基本的医疗服务和 24 小时开放的急诊医疗服务。美国在近年中采取步骤增加了联邦融资用于支撑主要针对没有保险的人口和贫困人口提供医疗服务的诊所和其他医疗机构。

很多国家还采用一些其他的步骤，关注点是通过增加新的医疗服务机构来减少现有医疗机构的压力。例如，西班牙已经实行了多重步骤来培养更多的替补非固定医生来降低现有医院系统的工作压力。为了缩短患者的等待时间，英国实施了一项试验性的改革，允许患者在其他国家获得某些医疗服务，假如这些医疗服务项目的供给情况已经超出了现有医疗机构的承载能力的话。加拿大的几个省，医疗费用的支付者已经与美国的医疗服务供给机构签订临时合同，即对于某些特定的医疗服务项目，如果在加拿大的患者等待时间过长，则可以选择到美国接受这些医疗服务。许多国家也采取措施增加患者的家庭护理和家庭医疗的可使用性，此前这些患者通常是在医院里或者其他医疗机构长期住院并得到治疗。

特别是在那些私营医疗机构占总体医疗服务系统的大部分的国家，财务激励机制被用来刺激医疗服务的供给。举例来说，美国的麦迪凯尔（medicare）项目，免除了许多农村地区医院的预期支付系统，以对实际发生的医疗成本进行回顾性的偿付作为替代方法，这样就使得小型、低容量的医疗机构不用在效率方面追求与城市里的大医院一样的效果。此外，联邦和州政府还颁布了大量的公共项目，意在推进更多的执业医生到缺少医疗服务的地区去工作。这类的公共项目包括学校贷款补助、补充支付计划（如麦迪凯尔项目对医疗服务短缺的指定地区提供医疗服务的奖金支付计划）。

证据显示，这些旨在提升医疗服务供给或改善医疗服务机构分布不当现象的措施，已经以各种不同方式和结果极大地接近或达到了预期目标。事实证明，在那些明显有医疗服务机构分布不当且因此产生社会问题的国家，大量的投入可能还是必需的，特别是在全部人口都能获得必要的医疗服务方面。

许多国家树立目标并且实行措施去改进国民的健康。国民健康的维护需要很多方面的努力。例如，健康教育、对于医疗服务系统管理方式的改善，借此达到目标。在澳大利亚、英国、美国和其他许多 OECD 国家，在医疗服务的产出和影响医疗服务产出的方面设立了很多特殊的目标，信息系统的建立是一种成功衡量这些目标的手段。还有一些针对影响健康水平的特殊措施，如吸烟和酒精。然而，即使是建立了目标也接近或者达到了目标，新的有关公众健康的问题还是不断浮现，从而构成新的挑战。例如，目前许多国家人口中的肥胖或体重过大的比例快速增长，带来了新的健康问题和相关的医疗费用的上涨，成为新的医疗服务的关注点。

很多 OECD 国家的"医改"还包括一项内容：在改善医疗机构的工作效率的同时，增加建设新的医疗机构管理措施，用以增进和改善医疗机构之间的合作，改变"各自为政"的局面。这些措施可能改善了初级医疗中的专科服务的整合。特别是在那些建立了"看门人"（gatekeeper）管理制度的国家，包括法国、德国、荷兰、瑞士和美国，这些国家已经开始试验将医疗服务中可以合并的要素进行统筹分类，并提出促进患者服务合理化的强化管理措施。这些改革措施的主要目的在于引发对于医疗服务成本的关注，以及激发改善医疗服务供给的愿望。

关于医疗服务的质量问题，是最近几年才开始被医疗服务政策的制定者们关注的领域。对于医疗服务的"适宜的"供给，执业医生资格和看法已经极大地偏离了"自律"的职业范畴。患者的安全、临床的错误诊断和错误治疗等问题已经走到聚光灯下，因为这方面的问题已经大大超过了以前人们的判断和感觉。

最初发展医疗服务质量信息报告系统所取得的成就，已经面临了许多新的挑战，包括技术方面和其他方面的挑战：医疗服务质量的信息报告系统还需要满足能够影响决策制定的需要和期望。当然，医疗服务质量信息报告系统要能够满足患者或者消费者的知情权，也是很重要的。同时，要能够进行不同治疗方法之间的判别比较并以此判断医疗服务质量。问题是怎样在医疗信息保密的情况下进行，这个问题已经被证明是一个很大的挑战，不论是在技术方面还是行政管理方面。

一般而言，OECD 国家，针对医疗服务质量和医疗服务产出方面的不足所采取的改革应对政策是，要求医疗服务的供给机构在医疗服务质量方面承担更大的责任。承担责任机制，包括设定医疗机构必须符合的质量管理标准，这些标准是决定医疗机构是否有可能被继续给予营业执照或者参与公共项目的关键。

政策制定者和医疗领域的专业人员都信奉一个概念，即"循证医疗"，一个将临床实践中发现的问题反映到政策制定的实践中的策略。OECD 国家的改革设计围绕"操作主义"，包括颁发实践指南，这些指南被医疗费用的支付方和调整者使用，目的在于监控医疗服务的供给，同时反馈医疗服务利益的调整情况、医疗服务的覆盖状况以及其他能够影响医疗服务供给的要素实施情况。举例来说，西班牙对医院的行医活动制定了指南草案，旨在消除行医实践中的差异并改善医疗服务的质量。法国也颁布了正式的行医实践标准草案。

建立医疗机构行医最低条件的范例，包括匈牙利 1998 年宣布的规章，这些规章被认为是在医疗服务机构中触发新的质量管理标准的范例。英国在 1998 年建立了国家医疗质量控制新标准，对于医疗服务的类型、标准和医疗机构行医判断的衡量标准都做出规定，还制定了测量和改进的时间表。法国和一些其他国家对于医院的行医实践建立了强制性的鉴定标准项目。比利时在 1990 年引入改革措施，对于医院的行医实践制订标准，如住院时间的长短等。

此外，一些 OECD 国家已经引入财务或其他类型的经济刺激机制，激发医疗机构对于医疗质量标准的遵守或者达到有效地改进。澳大利亚在这方面的做法是，1994 年建立一种体系，奖励医生遵守各种医疗质量控制标准和达到其他效率目标。激励机制的设计，最初主要是针对奖励那些在患者身上花费更多时间的医生。改革后的主要奖励对象是那些在行医实践中能够遵守质量控制标准的医生。与此相似，英国的医疗系统现在也实行一种奖励医疗机构行医表现的机制，对于每个医疗机构都给予更多的奖励和更大的自治权。

经济上的激励机制是一种非常有效的影响医疗机构行医表现的工具。但是，也有可能导致医疗服务供给机构的"赌博"，这种赌博是将所有的努力围绕在如何获得财务激励，如何在有财务激励的范围内行医之上，而对于没有财务激励条款的医疗服务项目则有所松懈。

在医疗费用的支付方面，OECD 国家尝试更多地依赖非公立部分，但是具体的公立和私营的支付比例，在各个国家之间的程度很不相同。更大的成本分担比例，已经明显地影响到了制药行业，因为患者支付住院的费用比例的改革，没有给予偿付的、需要患者自行掏腰包的药物名单增加了，特别是那些为了"安慰"患者、实际没有多少治疗价值的药物，多数成为自费药物。患者自负成本的比例在很多其他方面也增加了。很多国家还实行了"参考价格体系"（reference price systems），即为了防止品牌药物即使在专利期过后仍然比非专利药物有更大的价格优势（反映出药品公司市场营销的作用：医生使用品牌药物的忠诚度），所以很多国家采取预防性措施，以鼓励使用非专利药。参考价格体系的一个明显特点是在患者医疗费用的偿付中，基于可以使用的替代非专利药物的最低价格，或者是在可选治疗方案中的最低标价药物考虑支付标准。这些改革措施都增加了患者使用品牌药物或者高成本产品的个人支付比例。

成本分担所引起的对于医疗服务的需求的影响，极大地反映在非固定的医生和药品使用量方面。因为原来"必要的"看病或咨询，很大部分因为成本分担而变成"不必要的"了，所以早期的诊断也减少了，从而可能会引起后期的治疗费用的增加。在患者对于处方药物的使用方面，也有同样的问题出现。

因为初级医疗的医生和护士通常是患者在使用医疗服务时的第一道接触，非固定医疗机构和作用对于整个医疗服务体系来说，在总体效率和效果方面就非常关键、非常重要。另外，这部分的医疗服务费用通常比医院的医疗费用要低，所以非固定医疗机构常被纳入组织并且被列入医疗费用支付方的支付名单。

对于初级医疗机构医生的收入支付，希腊、芬兰、冰岛、墨西哥（公共医疗机构）、挪威（实行混合的工资和费用支付）、葡萄牙、西班牙（部分实行"按人头付费"）、瑞典（部分实行"按人头付费"）和土耳其，这些国家的初级医疗机构的医生工资通常是以议定工资为主（如在医生协会和政府之间谈判），每个医生的具体收入界定，有时会考虑医生的执业经验、执业地点和其他激励或奖励因素。工资的管理，允许支付方通盘考虑初级医疗的直接成本。但是这样做可能又会引起医疗服务供给的不足，初级医疗的医护人员可能会选择轻松安逸的工作，而将过多的工作转交给二级医疗机构。

"按人头付费"支付系统（capitation payment systems）使得全科医生按照他们的"名单"有固定的、按照每个患者收取的费用，通常根据名单中的年龄和性别等因素还在付费标准方面有所调整。使用此系统的有意大利（有其他附加费）、英国（有其他收费，也有对于特定医疗服务的津贴）、澳大利亚（有对特定医疗服务的付费）、丹麦（1/3 的收入来自其他服务的收费）、冰岛（始于1989 年）、荷兰（对于公立的雇员和私营保险付费的患者实行按服务收费）和瑞典（1994 年开始）。"按人头付费"系统开始在美国的"控制的医疗服务"部分中也经常出现。"按人头付费"系统使得支付方可以控制总体初级医疗费用的支出水平，可以在全科医生之间根据登记的患者人数进行资金分配。但是，在这个系统之下，有可能出现全科医生登记太多的患者但是给予患者的服务是不足的现象，此外，还有可能出现全科医生挑选低风险的、治疗成本低的患者的情况。给予消费者挑选医生的自由结合实行"钱跟着患者走"的支付方式，可能会在一定程度上缓解这种风险的出现。

"按服务付费"（fee-for-service）管理方式在其他 OECD 国家中被实行，甚至被更广泛地应用于非固定医疗的专科服务方面。付费水平通常是通过谈判（在日本、德国、加拿大和法国的"第一部分"）或者由个体的执业医生定价。一些国家（澳大利亚、法国的"第二部分"和新西兰）允许全科医生在标准的患者偿付比率之上再收取"额外的账单"（extra billing）。"按服务付费"的方法，给予医生综合判断和综合使用服务资源、选择治疗方法和途径的自由。但是，医生面临着扩大治疗范围和提高他们服务价格的诱惑。这种支付方式对于引起"诱导性供应"（supply-induced）有特别大的风险。

尽管医疗服务系统的效率很重要，但是提高效率方面的变化还是很缓慢，部分原因可能是由于现行的支付系统在刺激增加医疗服务供给和提高效率方面还是不足。英国实行的一个引人注意的改革措施是，增加普通执业医生在决定资源在医院分配方面的权重。在新西兰，执业医生将有更大的权力去决定资源如何在诊断和药物之间分配。全科医生的"看门人"角色在几个国家（法国、挪威和美国）被鼓励。在法国，接受指定医生看病的患者，不需要付任何费用，而由保险支付方偿付。这种选择是自愿的，但是使用并不广泛，因为这种方式对于医生的激励作用不大。医生只收到很小的一块付费作为额外的管理费和遵守规定的奖励。在美国，这种"看门人"管理方式已经是管理内的计划医疗的付费方式之一。

在 OECD 的东欧成员国，初级医疗在 20 世纪 90 年代已经被从公立转移到私营的执业医生部分，某种程度上，它们现在实行的是按人头付费方式。90 年代早期，瑞典允许私营执业医生接收公立的保险方支付的按服务收费结算，这项政策现在已经被大范围地保留使用。只有少数几个国家，远离按服务收费的模式，选择支付医生工资和按人头付费的方法。美国的某些"被管理的医疗"，已经引入按人头付费和工资相结合的合同方式。捷克从工资制度转向按服务付费，然后再转向按人头付费。西班牙从按人头付费系统转向工资支付系统。冰岛从按服务付费转向按人头付费，结果引起明显的门诊量下降。英国全科医生可以被签约"打包"形式支付，相当于工资。丹麦已经实行了混合的医生支付系统，按人头付费大约占全科医生的 1/3 收入，其他 2/3 来自按服务付费的管理模式。

医疗服务的购买方/融资方，负责制订预算进行成本控制，同时对于患者的医疗质量和医疗服务的可获得性加以综合考虑。大量的具有一体化系统的国家现在已经开始向这个方向推进改革，包括澳大利亚、英国、新西兰、瑞典、意大利、葡萄牙以及最近加入的希腊。这种预算成本控制方法结合了更多的因素衡量，包括地理分布、医疗服务购买方覆盖的人口数量以及这些人口的健康特征。德国和比利时实行的是更积极主动的医疗服务购买方式：公立合同模式。

医疗服务购买方的形式也是多种多样的，英国和新西兰试验将初级医疗服务的医生作为购买方；瑞典、意大利和西班牙则试验将医疗服务的供给实行"非集中化"管理。"非集中化"管理的内容之一是每个地区对于医疗服务预算负有最终的财务责任，地方的医疗服务机构联合会与地方的医院和医疗服务供给机构签订合同，实行更强化、更独立的预算财务管理制度。希腊已经立法通过医疗服务购买方式并且将全面实施这种方法。

医疗服务购买方能够影响医疗服务供给方的行为，很大程度上表现为：依赖于购买方是否掌握足够的信息。美国有些案例报道显示出，购买方缺少技能和资源去克服与医疗服务供给机构之间的信息不对称，所以限制了购买方强制执行合同和要求供给方改变行为的能力。

医疗服务的购买方，有时也扮演了对于医疗机构的改组和合理化改变的推手作用。法国的 Agences régionales d'hospitalisation（ARH）建立于 1996 年，虽然这个组织没有实际上直接购买医疗服务，但是在他们的权限下，他们可以与医疗服务供给方签订合同并且决定预算分配方案，所以这个组织实际上是从事了医疗服务供给机构的结构方面的重组工作。

保险公司或者医疗费用的支付方与医院之间更加积极地购买和签订合同，比简单的为医疗机构进行融资和偿付，在购买方和提供方之间发生的影响有更清楚的区别。已经普遍实行了与医院签订合同模式的国家，除了更加清晰直接的付费方式，还有更加容易实现成本控制、效率提高和医疗服务质量改善方面目标的好处。与医院签约也有很多种方式，签约的方式常常能够反映出医疗服务购买方所能掌握的信息。对于每家医院的服务详情信息掌握的少，与医院签约的形式常常是"打包"，有时配以对具体指标和服务质量的要求说明。通常，购买方和供给方，特别是在公共整合模式中，只有对于各种治疗方法的成本进行限制的概念。结果，供给方对哪种治疗方法是最有效的成本—效率模式进行评估就显得极其困难；购买方也很少有方法可以对供给方的表现进行评估。这方面，美国有更多地向私营保险公司购买服务的积极做法，证明了投资于数据系统和人力资本，对于有效签订合同以及衡量合同条件是否被全部满足了的重要性。

关于 OECD 国家的"医改"，只有少数几个国家，美国、英国、瑞典、捷克和新西兰，已经开始试验在医院之间引入更大的竞争机制。竞争的方面包括医疗服务效率、医疗服务质量和相应度的提高程度。美国的经验显示：私营保险和公立的医疗保险项目的竞争，已经表现出在没有降低医疗服务质量的前提下，降低私营医疗费用增长趋势的结果。美国已经实现了在市场机制和管理规章制度的双重约束下，预期目标的达成，并且方法很独特。其他国家在试图引入竞争方面也做出了努力，从开始引入美国各种各样的融资机制、医疗服务的供给方式做起，还没有达到预想中的结果。因为这些试验性的引入相对的时间还太短并且不连贯，如果要等到比较积极的结果出现，可能还需要更多的时间。

在医疗服务的供给机构之间增加竞争的改革措施，已经集中在类似市场的增加和生成方面。这些变化意味着通过有限的竞争和更严格的预算控制给医疗机构增加压力，在新西兰、西班牙、瑞典和英国，这些措施已经被实行。然而，竞争性的压力和医疗服务供给机构的激励机制都是软弱的，购买方缺乏技巧和信息给供给方造成足够的压力，也没有迫使医疗服务的供给方落入到更加市场化的地位。结果，政策被翻转了。在新西兰，最近的变化是购买整个医疗服务供应方系统。

当在欧洲和新西兰引入医疗服务市场的竞争机制的企图已经被减缩时，这些改革的一些潜在要素还是被保留了下来。所有的国家都出现了医疗服务的签约管理机制，即使是这些国家事实上已经成为强调合作比强调竞争更明显的时候。这也暗示着政策制定者们发现医疗服务签约机制是一种有用的工具，可以用来强化医疗服务购买者的地位、鼓励更大的透明度和责任承担以及寻找更加有效的解决成本与效益之间关系的方法。某些情况下，激励机制也已经被改进了。例如，英国的购买方和供给方自 1997 年实行的改革之后，都可以留有余地。购买方可以在不满意所得到的服务时，作为最后的手段，从当地的医疗服务供给机构撤回他们的订单。融资决定越来越多地基于医疗服务的产出，允许对于重症患者治疗时用更高的成本并且给予"纠偏"偿付，而不仅仅是依靠"打包"的合同条款或者是已经有定论的预算额度。许多国家持续或者已经增加了与医院之间的非医疗服务的合同签订，如英国。并且，对于包括所有层次上的医疗服务进行整合的计划给予了极大的关注，如瑞典和英国，对成本与效益相结合的社区医疗和医院服务的整合也进行了探索。

一些控制预算的改革形式，因为道德上的风险而保留了必要的整体系统的效率。虽然如此，在总体成本控制和控制范围之间还是要折中处理，尽管这种成本控制范围可以在提高效率方面起很大作用。要提高效率可能还要依靠如何将改变激励机制的努力转化为增加医疗服务供给方、提高效率的动力。在医院的运行中，这一点尤其明显：医疗服务产出依赖于包括质量管理、更好的运行机制、激励员工寻找更好的工作方式在内的诸多管理因素。长期的预算（或工资）限制，可能会导致产生整体运行缺乏改变激励的状况，特别是实现改革需要依赖投资的人力资源时。对于人力资源的投入因而成为必需的、"油对于车轮"般的重要，成为实现改变的"助燃剂"。这类的投入增加，无论如何，应该被仔细地设计，以鼓励和帮助实现提高效率方面的变化。

此外，一些特定的支付方法可能并不会在成本控制方面永远有效。正如瑞典、挪威和澳大利亚一部分指定的医院中的经验所显示的：通过与医疗活动相关的费用支付体系，试图改善医院的生产力，结果是快速地导致医院整体运行成本超出负荷，除非采取一些特别的方法去调节医疗费用偿付的价格。具体说来，与医疗活动相关的费用支付体系，确实在增加医院特定的医疗活动、增加产出方面有令人满意的结果。例如，患者"等待时间"的改变。但是，当"等待时间"（waiting list）不是问题的时候，这种支付体系可能又简单地鼓励各个医院为患者提供额外的医疗服务，而这些服务从社会价值的角度来说可能是多余的。

在 OECD 国家的"医改"中，保险市场的竞争可以在两个方面有所提高效率。第一，保险市场的竞争鼓励保险公司去最大限度地降低管理成本、改善提供给被保险者的服务，即使是这些保险公司与那些只有单一保险模式的国家相比，仍然喜欢用很高的运行费用和市场营销费用。有很多保险计划可以选用，对于消费者来说也是一种在医疗保险计划中获得更多福利的方法，特别是对于增加医疗保险的覆盖面来说。第二，在形成竞争的医疗保险供应方中间，这种对于签约保险公司的可选择的多样性，可以促使保险公司提供更加有效率的服务。当然也有一些证据显示，达到这个目标比预期中的要困难得多。

涉及对医疗费用成本上涨的改革，有几个 OECD 国家使用多重的保险机制，去开放医疗保险市场，让这个市场的竞争更加激烈，如比利时、捷克、荷兰和德国。在瑞士，虽然已经有竞争性的私营医疗保险市场，但医疗保险仍然是强制性的。然而，严厉的调整控制和确保全部人口被医疗保险所覆盖的目标，已经限制了进一步改革的余地，也限制了强制推行新的协定。

经过较短时间的运行，在这些国家进行的这些改革，看起来出现了消费者从高成本运行的保险公司转向低成本运行的保险公司的结果，这至少导致了在保险偿付方面更大的公平性。但是在瑞士，看起来却有相当多的消费者对于某个保险基金有很大的忠诚性：尽管在保险偿付费用方面有很大的差别，但是仍然没有出现从高成本到低成本运行的公司之间保险业务的转移。

在保险市场上引入竞争机制的改革，一个额外的、正面的特点是：竞争可能会对保险公司形成压力，使得保险公司更加关注所提供服务的管理成本，以及消费者的需求和满意度，比利时和德国的范例都显示了这点。比利时的保险公司将节省的管理费用，使用在增加被保险者的保险范围方面。荷兰的社会保险基金融合已经扩大范围，甚至将社会基金与私营的保险公司兼并，有很大机会在降低管理成本方面再向前迈进。

尽管有一些改革和变化，但是仍然有一些尝试是针对限制医疗保险市场上的竞争压力过大，担心医疗保险市场的竞争过大会影响这些国家的医疗服务供给方的行为规范。保险公司继续控制医疗服务价格、质量和医疗机构进出保险公司的名录。最重要的是，保险公司通常不能挑选医疗服务的供给机构，因而限制了将保险市场的竞争转向医疗服务供给方市场，也限制了任何潜在的影响医疗服务成本的因素。与医疗服务供给方的契约关系依然有双边的垄断效应。保险公司作为一个集团，经常与医疗服务供给机构谈判，而这些医疗机构是政府的规章制度所"小心照顾"的，并且在价格、支付方面对于所有的医疗服务供给方和保险公司而言是"平等"的。另外，所有的保险公司都面临同样的问题，就是信息的不对称，因此需要发展出必要的工具来从事医疗服务活动的管理。维持保险市场的竞争是很困难的。低保费的保险公司能够吸引更多的顾客，减少保险公司的总数，但是这样就不能保证医疗保险的全面覆盖，美国的经验也显示出这点已经成为一个长期存在的问题。医疗保险市场显示出成为"分割"（segmented）状态的趋势。

除了以上的改革内容外，医疗技术的变化，包括具体产品、治疗过程和医疗机构管理方面由此产生的变化，也给医疗服务的产出和质量带来了极大的影响。同时，医疗技术的变化，也是一个引起总体医疗费用上涨的关键驱动因素。医疗技术的变化，能够在很多的指标方面影响医疗服务总体费用。在医疗技术的使用方面是否适宜存在很大的不确定性的提示，对医疗技术的使用方面的成本和所得利益之间的关系的认知非常重要。医疗技术的变化快速发展，并且还将继续保持发展的势头，特别是在诊断、治疗和疾病的预防技术方面，医疗产品和设备快速更新。对于长期的医疗费用的增长进行控制，将很大程度上依靠政府采取的强硬措施，这些措施将针对新技术和新设备的成本和所得利益进行评估。

对于新技术在进入市场之前的控制，决定了一个新技术是否在某种疾病的治疗方面是安全和有效的，这种控制方法已经被广泛使用并且被不断强化。很多国家要求医院在获得使用某个昂贵的设备之前要先获得执照，如影像设备、心脏手术的设备等。另外，医院的预算制度强制医院在新技术的选择方面做出更多的挑选。但是，由于医院在其他小项目方面的成本也驱动整体成本的上涨，所以控制大型设备也未必是有效的控制成本的方法。此外，总体预算并没有关于技术设备的挑选的条款，医院也未必能特别关注新的效率以及成本与效率之间的选择，而是更多关注新设备带来的新发展和新"形象"。

政府面临的一个关键问题是，缺少有效的指标去判断一项新的技术的相关成本和潜在的价值。另外，评估一项新技术的成本和价值，特别是应用于慢性病治疗方面的设备，需要长期的观察和随机试验的结果的支持。OECD 成员国家中，已经有几个国家正在实行决策者使用信息的改进措施。

在 OECD 国家的"医改"中，制药业的药物市场，已经得到了特别关注，因为药物的消费是扯动总体医疗费用上涨的驱动因素之一。所有国家对于药物的管制都是十分严格和复杂的。在药物进入市场之前，也有严格的预检验制度去评估药物的使用安全问题。另外，多数国家控制药物的批发和零售价格。这些控制常是参考其他国家的同类药物定价。结果是不同国家的同类药物的价格相差无几。

对于"医改"药品市场中剧烈的竞争所带来的结果，OECD 各成员国家的情况也不一样。以美国为例，美国有"药品利益管理公司"（Pharmaceutical Benefit Management Companies）作为保险公司的代理商，专门从事从药品制造厂商直接购买药品的业务。虽然美国的药品价格没有实行严格的管理，但是众多的"药品利益管理公司"还是形成了值得关注的购买力量。在 OECD 的其他成员国家中，类似的公司或者功能也存在。它们以政府机构或者正式组织的形式存在，工作目标是减少药物成本，特别是在非专利药的成本降低方面，很多国家都有这种功能的组织或机构。

OECD 国家的"医改"，一直没有停止过，作为一种社会保障制度的改良，无论是对于医疗服务的供给方还是购买方，无论是政府还是民众，关注度都很高。根据各个国家所面临的挑战、困难的种类和程度的异同，"医改"的重点和内容也有所不同。值得注意的是，即使是几乎相同的"医改"内容，在不同的成员国家之间实施的结果，有时也是完全不同的。这点提示我们，在不同的国家和地区，由于经济发展、人口特点、民族特点、疾病分布以及其他因素所导致的差异，对于"医改"的实施结果有很大的影响。

第六章　应用"冻河模型"分析中国"医改"

在由科学出版社出版的《中国公立医院法人治理及其路径研究》（2010 年）一书中，方鹏骞（2010）教授引用笔者于 2006 年发表的文章中关于"冰河模型"的初步建立和探讨内容，并将其作为解释公立医院法人治理模式的评价与实施条件进行深入分析的依据之一。为"冻河模型"的进一步发展和完善，提供了新思路和新方向。笔者也曾于 2010 年（赵棣等，2010）探讨了使用"冻河模型"将中美医疗市场干预机制的比较研究。

第一节　"冻河模型"与中美医疗市场政府干预机制比较

在讨论中国医疗卫生体制的改革与参照国外的相关经验时，媒体和一些学者的文章中，常常简单地将美国医疗卫生体系称为"市场化的典型"。对于中国"医改"中出现的种种问题，特别是负面现象，也一概以"市场化的结果"来加以述评。如果我们能够更加全面细致地深入了解有关美国的医疗市场的供应、保障和政府的干预机制，可能会发现，有很多值得借鉴的地方。

以中国的公立医院面临的问题为基本变量，演化出的"冻河模型"（Zhao et al.，2008）试图以"冻河"的三种常态（图 6-1），来描述有关政府干预机制在医疗市场中的作用和结果。

在"冻河模型"常态 1 的状况下，由于社会保障系统不完善，加之缺失类

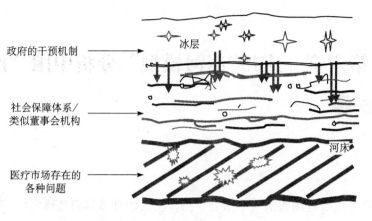

图 6-1 "冻河模型"示意图

似董事会机构的监督和指导，政府的干预机制（冰层）难以有效地抵达解决医疗市场中各种问题所在的关键部位（河床），难以有效保证解决医疗市场中存在的问题和挑战。中国医疗市场目前处于"冻河模型"的常态 1 的模式中。

"冻河模型"常态 2 的状况下，冻河处于"全冻期"，冰层将水流部分全部冻结，冰冻的力量渗透河床形成冻土。此时政府的干预机制（冰层），能够直接抵达解决医疗市场中各种问题所在的关键部位（河床）。政府的投入增加（前提条件是政府投入足够多的财政支持，用于支撑全部由政府采取和推动的行动），干预机制加大，对于医疗市场中的各种问题的解决和调整，有最直接的干预和介入。香港的医疗市场现状，可以用常态 2 的模式来解释。

"冻河模型"的常态 3 是畅流期的冻河，冰层（政府的干预机制）全部融入水流中（社会保障体系和类似董事会的管理机构），通过影响社会保障体系和类似董事会的管理机构，达到有效解决医疗市场中存在的各种问题和挑战的目的。政府的干预机制，通过强大的财政投入支撑社会保障体系和调整市场的准入管理模式来实现。在常态 3 的状况下，最重要的且不可或缺的元素是强化医疗市场中事实上的董事会的职能和社会保障系统所发挥的作用和影响。与"冻河模型"的常态 2 所具有的特点明显不同的是，虽然政府的财政支出都很强大，但是常态 3 的模式中，政府的干预机制更多的是依靠"市场"中的间接力量来实现。

一、中国医疗市场的政府干预机制

中国的公立医院面临九大困境和挑战（赵棣，2006）包括：非营利性的公立医院按照营利性医院模式进行运作；政府投入不足（个别项目上投资过度）；医院服务定价不合理；社会保障系统不完善；社会舆论普遍认为医患关系不和谐；医院外部管理与内部管理的系统设置问题；过时的人力资源管理体系；缺少类似董事会职能机构的监督和指导；立法和制度建立的滞后。广东省529份问卷调查和3家医院案例研究结果显示（赵棣等，2007），"社会保障系统"是最重要的保障医疗体制改革成功的支撑因子；"政府的定位和决策"是改革以及公立医院产权多元化的决定性因素；"立法和制度的完善"是保证医疗卫生体制改革的过程顺利进行的关键要素。

"政府的定位与决策"和"立法与制度的完善"都是明确的"政府主导"因子。而"社会保障系统"的建立和完善，也是医疗市场中的政府干预机制之一，有赖于政府制定的准入条例和"游戏规则"，从而保证不同人群医疗保障的资金来源和管理规则的实施。按以上几个要素，目前中国的医疗市场，处于绝对的"政府主导"期，政府的干预机制，通过医疗市场的定位与决策、立法与制度的建立和社会保障系统的修订与完善来实现。

二、美国医疗市场的政府干预机制

美国医疗市场的医疗服务提供体系的运行，绝大多数为私营机构，联邦、州、郡和市级政府也分别拥有部分医疗机构。联邦政府设有"健康与人类服务部"（United States Department of Health and Human Services）负责监督医疗事务立法以及美国的食品药品监督和疾病预防及控制等。州政府设有州卫生部，地方政府（郡和自治市）也没有卫生部，这些地方政府卫生部常常是州卫生部的分支机构。州议会可以制定和强制执行州立医疗卫生法规。

　　美国的联邦政府和州政府联合管理保险业，州政府制定具体的医疗保险政策以及医疗服务和医疗机构中的医疗保险必须覆盖的特殊项目。医疗保险服务项目的管理与运行同样也是多为私营机构。政府运行的医疗保险/保障项目覆盖了大约 27.8% 的人口，包括老年人、残疾人、儿童、退伍军人和低收入人口以及无偿付能力的紧急医疗救助费用。政府运行的这些项目有：靠税收作为财务来源支撑运行的为 65 岁或高于 65 岁人口提供的"麦迪凯尔"（medicare）社会保险项目；靠联邦和州两级政府共同融资的"麦迪可得"（medicaid）项目，为低收入人群和他们的子女或残疾人提供医疗保障；"赤波"（CHIP）项目专门提供儿童医疗保险项目，为那些没有在"麦迪可得"项目中得到医疗保险也没有从父母的医疗保险中受惠的儿童提供医疗保险；由美国退伍军人事务局运行的，为退伍军人提供医疗保障的"维艾"（VHA）项目（Wikipedia，2009）。有大约高于 15.3% 的人口（约 4570 万人口）没有医疗保险（Carmen DeNavas，2008），还有相当多的拥有医疗保险的人口，保费低于实际需要（Kavilanz，2009）。医疗费用的债务是美国导致个人破产的主要原因（Wikipedia，2009）。

　　"慈善医疗"（charity care）又称"无偿付医疗"（uncompensated care），是医疗机构向没有医疗保险或者有医疗保险但是保费低于实际需要的低收入患者、没有支付能力的患者提供免费或减低医疗费用的帮助。一些营利性医院与非营利性医院一样，提供"慈善医疗"。大约一半以上的无偿付医疗产生的费用，由联邦政府的"麦迪凯尔"和"麦迪可得"项目支付。部分州政府还通过非营利的私人医疗机构（多数是宗教机构），向低收入和没有医疗保险的或者没有支付能力的患者提供医疗救助，有些州规定慈善医疗所产生的费用可以在税负中抵扣。

　　马萨诸塞和新泽西州政府规定：州政府设立特定项目，全部负担那些没有医疗支付能力的人群的医疗费用。旧金山市施行的"城市居民医疗项目"（City-Wide Healthcare Program）规定：保证为所有低收入没有医疗保险和医疗保险费低于实际需要的人群提供医疗服务。有些城市出台特定项目，向诊所和医疗机构颁发特殊津贴，使其开放服务给没有医疗保险的患者和低收入人群（Wikipedia，2009）。

1986 年，美国国会通过的"紧急医疗救治和现行劳工法案"（Emergency Medical Treatment and Active Labor Act，EMTALA），要求所有的医院和救护车，在需要紧急救护的情况下不管是否是公民、是否是合法身份、是否有医疗费用支付能力，都得向其提供紧急救助服务。EMTALA 适用于"麦迪凯尔"项目下的所有签约医院，这些医院由美国健康与人类服务部（Department of Health and Human Services）属下的负责运行医疗保险"麦迪凯尔"和"麦迪可得"项目的服务中心支付相关费用。

事实上，所有医院，包括"麦迪凯尔"签约以外的医疗机构，也适用 EMTALA。紧急救助医疗费用，并不是全部由联邦政府直接支付，数据显示：大约有 55％的紧急救助费用没有得到政府的偿付。在紧急救助医疗费用账单没有得到偿付时，医院有时将这些费用计入其他有支付能力的患者账单，有时在税收方面用"慈善"或"坏账"的理由注销欠账的紧急救助医疗费用。但是，有保险公司的严格监督和费用控制，所以这种转嫁费用的做法实现的可能性很小。结果是：尽管紧急医疗救助的需求在上升，但急诊部的总体数量在下降。有争论认为，这种模式使得紧急医疗救助系统"不堪重负"，这也是美国总体医疗费用暴涨的原因之一。

世界卫生组织 2000 年颁布了医疗卫生系统有效性（responsiveness）和医疗费用支出方面排行，在 191 个国家中，美国的总体排名为 37，总体医疗卫生排名为 72。但是，美国政府对医疗市场的干预机制，通过政府运行的多个针对特殊人口的医疗保险项目、颁布的联邦紧急医疗救助法案、开放的医疗保险市场和"慈善医疗"运行模式的综合力量，相对还是有力并有效的。

三、借助"冻河模型"对两种政府干预机制的比较

"冻河模型"用于分析三种常态下的政府干预机制。中国医疗市场目前处于"冻河模型"的常态 1 的模式中，特点为：社会保障（医疗保险）系统不完善；

类似董事会机构的监督和指导的缺失。结果是政府的干预机制（冰层）难以有效地抵达解决医疗市场中各种问题所在的关键部位（河床），难以有效保证解决医疗市场中存在的问题和挑战。

在美国的医疗市场中，通过政府运行的多个针对特殊人口的医疗保险项目、颁布的联邦紧急医疗救助法案、开放的医疗保险市场和慈善救助机构（政府制定准入标准和管理条例），体现政府的干预机制。此外，州政府有针对本地特殊情况，制定针对医疗服务和医疗机构的医疗保险必须覆盖的特殊项目的职责，增加了针对不同地区的不同情况"分而治之"的可能性。"冻河模型"的常态3的模式符合美国医疗市场的现状。

中美医疗市场的政府干预机制比较，有以下相似与相异。

首先，中国政府的医疗市场干预机制，通过强大的政策法规制定和推动力量，从中央政府到县市级政府的医疗卫生主管部门，上下一致。美国的联邦政府和州政府，在医疗机构和医疗保险的监控方面，有"联动机制"，有针对各州特点的调整空间。

其次，由于社会保险（医疗保险）系统的薄弱和不完善，中国的医疗市场政府干预机制，特别是医疗费用支出的有效性和合理性的监控方面，相对薄弱。美国的医疗保险系统相对强大和完善，在医疗费用的支出有效性和合理性监督方面，发挥了政府干预机制难以产生的作用，形成了额外的监督补充。

最后，"慈善医疗"在中国目前的体制中主要由各级医院担负。美国政府对医疗市场的干预作用，特别是对医疗保险项目不能覆盖的低收入人口和医疗保险费用低于实际需要的人群，通过"慈善医疗"的运行机制，间接实现。

通过上述分析，我们可以尝试得出结论：中国的医疗市场，目前处于绝对的"政府主导"期，政府的干预机制，通过医疗市场的定位与决策、立法与制度的建立和社会保障系统的修订与完善来实现。尽管中国幅员辽阔，但是在医疗市场体制的演变和政府的干预机制方面是统一的。这种统一，有时是一种"薄弱"，特别在针对各地医疗市场的特殊情况时。

美国的医疗市场中的政府干预机制，体现在政府运行的各种针对不同人群，特别是低收入和没有医疗保险的或者保费难以承付医疗费用的人口的医疗保险项目和"慈善医疗"体系的运行。依靠保险公司的渗透和监督来间接实现对于医疗费用支出的不合理和有效性的监督。

由此可以认为，美国的医疗市场政府干预机制比较成熟和有效。将美国的医疗市场简单地归纳为"市场化的典型"，并将中国的"医改"中出现的问题简单地归因为学习"市场化的结果"的提法，有失偏颇。在中国的"医改"中，"美国模式"中的积极因素，特别是州政府卫生主管部门针对各地特殊情况制定法规满足各地需求的作用、政府运行的针对特殊人群的不同医疗保险项目、保险公司对医疗市场中医疗费用支出的合理性和有效性的监督以及"慈善医疗"的运行模式，是值得借鉴和汲取的。结合"冻河模型"的分析结论，中国的"医改"，应该朝向"冻河模型"的常态3发展，即政府的干预机制的有效性，更多的是依靠"市场"中的间接力量来实现。

第二节　社会保障与医疗保险是中国公立医院产权改革的基石

正如我们在本书第三章第一部分中讨论的"冻河模型"中所试图总结的，在政府政策明确的前提下，社会保障体系（包括运行良好的医疗保险系统）和公立医院的产权多元化改制（包括公立医院的产权私营化）是推动中国的公立医院走出目前的困境、迎接挑战并逐步走向更加成熟的运行模式的必由之路。此外，从美国的社会保障和医疗保险体制的总体运行情况的借鉴中，也可以发现：个人疾病、过早的死亡、过低的退休后收入、健康状况不佳、失业、财产风险带来的直接损失或间接损失、债务风险、贸易风险以及其他风险、遇到犯罪风险（抢劫/行窃）、工伤、海外损失（政治动荡/恐怖袭击）、政府政策法规变动等，都是社会保障体系设计和改善过程中，需要综合考虑的问题。从这个角度来说，中国的社会保障体系和医疗保险项目的整体设计与改善，是公立医院产权改制之外的，中国医改所面临的另一个必须攻克的重点目标。

对于中国的社会保障系统的建设，中国社会科学院社会学所王延中（王延中，2007）回顾了中国社会保障制度的十年发展历程，分析了目前社会保障制度的问题与挑战，提出了完善社会保障制度的建议，指出："1997年亚洲经济危机以来，不断改革发展的社会保障制度成为中国完善社会主义市场经济体制和建设社会主义和谐社会的重要组成部分。十年来，中国社会保障建设取得了巨大成绩，也产生与遗留了诸多问题。在我国经济和财政收入高速增长背景下，社会各界对社会保障制度提出的要求不断提高，如何建立与中国国情相适应的、比较完善的社会保障体系，仍将是中国面临的十分艰巨的任务。"

1998年，中国政府颁布的《关于切实做好国有企业下岗职工基本生活保障和再就业工作的通知》规定，下岗职工在再就业服务中心的最长期限为三年，协议期满后要出"中心"与企业解除劳动关系。经过1998～2000年的运行，下岗职工基本生活保障制度如何平稳退出、如何让正常的社会保障制度发挥作用成为中国政府需要考虑的一个问题。

中国的医院系统被定性为"事业单位"。关于"事业单位"的改革，2011年4月14日新浪网披露中国事业单位改革时间表出台引起关注，文章指出："2015年，中国将在清理规范基础上完成事业单位分类；到2020年，中国将形成新的事业单位管理体制和运行机制……一份事业单位分类改革的时间表吸引了各方广泛关注，它不仅关系着4000多万'事业人'的命运，同样也是中国社会体制改革富有深远意义的一步。

事业单位，只要一提起这个字眼我们的联想就会情不自禁指向另外一个让人又爱又恨的词语——铁饭碗。铁饭碗上面镌刻着'收入稳定'、'高福利'、'待遇优厚'等一系列关键词。它映照出持有者幸福的脸庞和旁观者或艳羡、或气愤的目光。而这次改革时间表所引发的关注，其中很大一部分便是对打碎这只饭碗的期待……"

相比起失业、退休、工伤等保险制度的建立，医疗保险体系在中国的整个社会保障系统里面，似乎还是走得最快、走得最远的一部分。2011 年 3 月，中国人力资源和社会保障部副部长胡晓义（周兆军，2011）指出："过去三年，各级财政对城镇居民医疗保险的补助达到 460 多亿元，加上对职工医疗保险制度的补助，三年达到 1068 亿元。各级财政加大了对医疗保险制度的补助，也带动了医疗保险收入的增长。2009 年，城镇职工医疗保险和居民医疗保险增收了 630 亿元，去年又增收了 586 亿元。"据报道，胡晓义还指出："这些资金，主要干了三件事，即扩大医疗保险覆盖面，过去两年城镇参保人数增加 1.14 亿人；提高保障水平，2009 年职工医保和居民医保总支出比 2008 年增加 713 亿元，去年又增支了 737 亿元；集中解决了一批突出的历史遗留问题，如解决了 800 万国有关闭破产企业和其他关闭破产企业的退休人员的基本医疗保障问题，把他们全部纳入基本医疗保障。"

有关占中国人口大多数的农村人口的医疗保险，也有报道指出（黄浩苑等，2010）："2010 年全国新农合参合农民 8.35 亿，参合率达到 95%，当年筹资总额超过 1200 亿元，政策范围内住院补偿比超过 65%"，"2011 年将是'医改'三年方案的'收官之年'"。因为"卫生部宣布将广东省广州市、江苏省江阴市、福建省泉州市和河南省洛阳市确定为新农合经办工作国家级重点联系地区。四地的共同经验之一是新农合的经办管理外包给专业的商业保险机构，利用市场机制提供公共服务。'积极提倡以政府购买医疗保障服务的方式，探索委托具有资质的商业保险机构经办各类医疗保障管理服务'是'医改'方案中的一项重要内容。据统计，2010 年 1～9 月，商业保险机构参与新农合经办业务的县（市、区）数 128 个，参合人口 3455 万人，累计新增委托管理基金 27.3 亿元，赔付与补偿 975.3 万人次，偿付与补偿金额 18.2 亿元"。

强调社会保障和医疗保险体制中的政府责任、医疗服务均等化和"全民医保"，不等于是强调政府包办。在这方面，美国、OECD 国家和加拿大以及芬兰的"医改"经验，至少有值得借鉴的地方。值得欣慰的是，2011 年以来，我们不断看到"北京男性满 60 岁、女性满 55 岁可领养老金"（赵鹏，2011）或"上海'医改'两份方案公布外来务工者纳入城镇医保"（源自人民网，2011 年 5 月 18 日的消息），甚至"全国 60% 地区 7 月起试点城镇居民社会养老保险"（温骦，2011）这样的喜讯。

第三节　从制度进化的角度看待公立医院改革

对于公立医院的运行机制改革，我们从制度进化的必然性和需要性去探究，可能会得到更多的启发。

被视为研究制度比较和制度进化的"大腕"的美国麻省理工学院的马萨西可教授，在他的《比较制度分析》（2001）一书中，描述了一般状况下经济学家如何分析有关市场机制的运行以及这些运行的结果和含义是什么。毋庸置疑，"市场"可以被视为一个最为显著的"制度"之一，在这个制度下人类曾经生产、制作和生活了若干年。然而，直到最近几年，人们才陡然意识到"制度的实质"实际上对于不同的经济制度下出现的多种多样的经济结果是至关重要的。并且，这个方面的问题不是简单地用只言片语能说清楚的。马萨西可举例说，前共产主义国家的消亡以及随之发生的其经济体制的转型、硅谷现象的出现和电子商务、欧元的统一和市场的整合、日本和东亚的经济危机以及其后的"奇迹"、持久的种族偏见和非洲经济发展的停滞、全球金融市场的整合和周期性发作的货币危机、国家组织之间对于国际组织任务的再审视，以及增长中的全球范围内的非政府组织，都是不同的经济制度下出现的多种多样的经济结果，不能被简单地解释清楚。

马萨西可还指出，上述诸多现象表面上被认为是纯粹的市场现象或者组织设计的事情，然而一旦我们试图去探究上述任何一个事件和现象的深层原因和蕴含其中的意义，我们就不得不从制度的视角来看待、考虑这些事件和现象。

一、什么是"制度"

什么是"制度"？假如"制度"与经济运行的表现有关，为什么在比较好的经济现象下发展起来的最好的"制度"，不能被其他地区学习和模仿？诺斯（North，1990）曾经给出一个有关"制度"的定义："制度"是一个社会的游戏规则。这个游戏规则有两个类型，正式的（宪法的、产权的规则和各种合同）和非正式的（规范和习俗）。诺斯认为"制度"按照它实际发挥的作用，应该被分类归于正式的游戏规则。他还指出，"制度"是一个社会中的游戏规则，或者从形式上，是人为地设计出来用于约束人与人之间关系的一种规则。关于"制度"是一种社会游戏规则，霍尔瓦茨（Hurwicz，1996）认为，"执行"是非常重要的。"制度"这个规则，必须是可执行的，或者说是"可贯彻的"。奈尔森（Nelson，1994）认为，制度是游戏的特殊参与者，如产业协会、技术学会、大学、法院、政府代表机构、立法机构等。马萨西可（Masahiko，2001）认为，实现"制度"的最合理的途径是将制度概念化，作为一种保持均衡的游戏结果。并且，如果我们将"制度"作为一种均衡的现象，回顾各种制度和它的复杂性，会发现制度不是严格地保持一成不变的，"制度"确实在变。

正式的制度包括宪法等政治规则和产权等经济规则。经济规则决定产权。经济规则中的正式规则不能通过正在"玩"游戏的人，不能靠他们来创建或改变。这些游戏规则要在游戏开始之前就被决定。新的游戏规于是要依靠"政治市场"的谈判和决定，也就是要依靠政治规则来制定经济规则。所以，中国的"医改"是否可以实现真正的"突破"，也是一种对于政治家们智慧的考量。

关于制度的定义，格雷夫（Greif，1994）也曾给出描述，制度不是技术层面的对人与人之间关系的一种约束。制度有两个组成因素：文化信仰和组织形式。无论怎样，制度都需要保持平衡。

有关制度之间的相互连接和相互依赖，马萨西可（Masahiko，2001）认为，一种均衡的制度，可以提供在经济中相互依赖的运行体系。当政府为引入一种

"制度"而规划了法定的规则，就意味着产生一种结果，一种在特定经济、政治和社会内涵方面的结果。马萨西可以"后共产主义"为例，当地政府规划了私营化的法律，目的在于使得未来的经济发展能够仿效市场经济的做法。一个令人普遍关注的结果是诸如官僚主义泛滥、到处出现的国有企业的主管们依靠他们所掌管的权力在将资产转到市场经济之前，自己先"捞一把"。这种情形的出现有点像一种药物还在实验室检验阶段，还没有使用于人类并弄明白其副作用所在，就被使用了，但是不能如愿发挥预期的作用，因为人体组织系统的复杂性使得这种药物缺乏"适合性"。"后共产主义"的案例说明设计的计划与现存的环境制度之间也要有"适应性"，要注意制度发展的特殊的历史轨迹。这也提示了只有在制度的排列保持相互一致或者互相补充的前提下，新制度才可能是可行的、能够被保持下来的。否则，一个新制度的设计就是高度的不稳定的，不能持久。

马丁等（Martin et al.，1999）的研究还指出：医疗市场有明显的特点，就是各种规章制度的种类繁多。这些规章制度涉及了对于市场准入（医生执业的执照，医院开张所必须具备的条规）、定价（医院对于所有支付者保险公司的条例，保险偿付的规章）、产品供应（保险的各种要求）以及非营利性公司（社区利益要求）的全部活动。一些规章制度并不是意图要取代竞争，但是实际作用却与本意相反。还有一些规章制度，如医生的执业执照或者要求对于保险公司全部信息披露，本意是保护那些可能是茫然不知情的消费者。诸如此类的规章制度，并没有影响市场竞争的愿望。其他一些规章制度，比如所有的支付者规章，却是意图取代价格上的市场决定权。

有关产权的问题，马萨西可（Masahiko，2001）提出，产权是一种最古老的、存在于人类社会生活中的制度形式，虽然由于信息有限，我们并不是十分清楚这种制度是如何出现的。如果我们关注一个经济体在任何一个节点上，各种市场治理机制之间的相互作用，会发现它们之间的关系是相互补充的。这种相互补充体现在：一个交易（产权）治理机制的存在或者效力，能够被现行的制度，或者说特定的机制而加强（或者被间接或直接地影响）。这种制度化机制之间的关系，就是制度的相互补足。政府有特定的影响力，通过制定法律、法规和规章，来影响整个制度安排。政府还可以通过制定各种规章制度实现对经济领域中整体产权安排的影响。例如，产业相关的法律、法人资格转借、农作物补贴和社会保障的供给形式等。这些规章制度可能对特定人群的利益有好处，如对雇员或工人，对大型或小型企业，对农民或者消费者，对领年金者或医疗服务领域等。但是，如果某些利益集团认为政府的规章制度损害了他们的利益从而抵抗其实施，不保证这些利益集团不去串通未来的政府去推行一些有利于他们自己的政策。同样，对于抵抗通货膨胀的货币政策，可能也是难于协调一致的，因为这个政策的制定，本身可能就是政府为了同时满足各方利益集团的利益而做出的努力。无论如何，政府潜在地滥用权力，可以以分权来约束。联邦政府为最高行政机关，地方政府根据授权进行自治。联邦政府制定公共物资的特殊决策，如疆界、军队力量、外交、贸易规则和环境等。

二、制度与法律之间有关联

马萨西可（Masahiko，2001）认为，在制度进化中，如果制度相对法律法规而言是微不足道的，则通过政府或立法层面很容易实现变化。在制度很稳定、很持久的情况下，纯粹法律层面的变化则显不足，除非制度和法律同时地、相应地改变，让相关人员感知到关于他们自己的战略上的相互影响方式已经形成，并且相应地促使其他关键人群发生实际上的改变。通常，制度化一旦形成并且被"中坚力量"所接纳，边缘的、随意的观望者和其他辅助的力量就可以忽略不计。制度不仅向个体传递信息，而且也发挥特殊的"压缩成型"作用。制度的变化可以被形容为"从一个平衡（顺序）到另一个平衡（顺序）"。

对于影响社会经济成果和产出的经济制度体系，乔治等（Gregory et al.，1992）构建了一个简洁的图形（图6-2），从图中我们可以清楚地看出：没有政策和环境因素影响，单纯靠经济体制是不能完全控制经济成果的。

他们指出，经济体制及其特点并不是一成不变的，经济体制的改革也为其

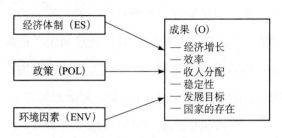

图 6-2　影响经济发展成果的力量

资料来源：Gregory et al. 1992. Comparative Economic Systems. Houghton Mifflin Company. 4th ed.

他方面的改革提供了机会。经济体制的改革在资本主义和社会主义经济制度下都有发生，对于不同经济体制改革的观察和研究也越来越多。资本主义体制下的经济制度改革通常在本质上是进化，社会主义体制下的经济制度改革在本质上通常是一种革命。过往的社会主义经济制度下的经济体制改革通常是被中央政府的权力"打包"实行的。衡量这种经济体制改革的成果是一项复杂困难的任务。此外，改革还可能因为各种原因而失败。分析这些改革失败的主要原因：第一，单独地进行系统内的变化试图改变经济成果；第二，部分失败的改革是源于错误的定位和构思，或者为改革而改革；第三，失败往往是因为政策的改变与系统的改革互不相干，独立进行。

对于私营产权和公有产权的解释，他们的研究也有涉及。他们认为产权形式是区别不同的经济体制的一个基础，以产权为基础是可以衡量的，虽然是不完善的方法。公有和私有（集体）产权份额的显著变化，可以从根本上改变资本经济系统的本质。如果现有国家拥有的产权占主要份额，可以认为这个国家不是资本主义的制度。他们还认为，经济的增长和消费者福利的扩大一定是来自效率的提高。从而，社会主义体制一定有来自消费者的压力，并且这种压力随着时间的流逝一直在增长而且变得更复杂，因为社会主义体制不是以需求为导向的，企业的规则也不是为了刺激生产力的提高和成本的下降。此外，多数的社会主义国家还没有在出口市场发展得很好，从而去负担十分重要的进口产品。

有三个社会主义改良的模式：第一，试图使计划工作做得更好；第二，在组织管理方面进行改变；第三，决策的非集权化。常见的社会主义的经济体制改良，主要是第一模式和第二个模式，原因是可行性路径的限制、改良方案的设计的主要目的在于维持基本的、传统的计划社会主义的经济体制成分，即使是在进行某些系统上的修正意欲提高经济效率时。第三种模式，非集权化，已经成为实行根本的经济体制改革的一种方法，这种方法通常意味着主要体系的改变。非集权化，难以准确刻画。一般含义上，非集权化是一种决策权和责任从上层到下层的转移。非集权化，经常被认为是"真正的"改革，这种真正的改革能够从根本上改变经济制度的本质，特别是减少中央计划的角色。非集权化还意味着关于资源分配的决定将被转移向下直到经济运行层面。最重要的是，在非集权化的经济体中，决策不是由计划者做出的而是由下层的直接在经济运行中操作的水平层面人员做出的，包括价格、成本、利益、回报率以及其他方面。在一个经济体系中的决策非集权化，必定会在两方面发生作用，即决策权和决策责任的向下转移以及在操作层面的各种决策工具的使用。用另一种方式解释，即计划经济的某些形式还存在，非集权化使得地方的决策者（如企业的经理人）可以减少对计划者的关注，转而更多地去关注市场的信号。

"非集权化"被称为根本性的改革。它的存在又引出了新的有关市场发展的困难和问题。在以前被计划者、国有的产权所主导的经济体制中，缺乏市场信号。结论是改革项目的设计和实施，被很多重要的因素所影响，这些重要的因素在各个国家的含义和实质也不一样。

乔治等（Gregory et al., 1992）还指出，在涉及改革项目时不仅要考虑基本设计，也要充分考虑实施时的实际条件，特别是转型过程的本质。在此期间，旧的因素和新的因素共存，政策机制对旧的和新的因素都要适用，并且多种多样的新的重要因素不断出现。第一，改革步骤的设定，其先后顺序是非常重要的；第二，改革实施的速度是一个充满变数的问题，与先后顺序密切相关；第三个对于实施改革的关键问题是如何建立取代原有体制的新体制，新体制的内容和如何置换以及设定的步骤和进度。最值得注意的是市场和与定价机制相关的因素。

社会主义体制下的产权是与生俱来的政治问题。而且，这些权力的变化意味着经济力量的所在和经济力量的使用方式的重要变化。对于那些将要移交出产权的人们来说，产权如何被转出以及在多大程度上建立一个竞争性的环境，都是问题。在产权转移或者移交的过程中超出私营化实施的技术层面的含义，还存在一个问题，就是将要被私营化的那部分产权所伴随的"权力"，应该全部还是部分被转移。因此，转型期政策以及政策的变化必须配套。政策和体制的区别并不是很清楚。在那些私营化进行得很平稳的地方，有一件事可以想象，就是相应的政策调整是到位的。在宏观层面，发展出在变化期间还能够维持一个稳定的经济环境的政策是最根本的要素。目标就是宏观环境的稳定和微观层面的有效率。

关于制度的问题，道格拉斯（Douglass，1990）认为制度是一个社会的游戏规则，但是更明显的是人为设计出来约束人与人之间的相互关系。结果，各种制度框住了人类的交流，不论是政治的还是社会的或者是经济方面的。长期以来，制度的变化塑造了社会的进化，也因此成为理解历史变化的关键因素。他提出：制度对于经济表现的影响是毋庸置疑的。制度的进化从根本上影响经济的长期表现，也是毋庸置疑的。

经济运行体系中即使是局部的改变也同样是困难的。乔治等（Gregory et al.，1992）认为，特别是在整体的经济运行表现极不一致的前提下。可是，如果将一个系统视为一个基础的、重要的整体（诸如产权和决策机制方面的），则可以比较方便地面对和处理。保罗等提出，资本主义、社会主义和多种混合的管理形式，不同的经济体系的选择决定了我们今天的日常生活状态。苏维埃模式（soviet-style）共产主义的传播，刺激了关于经济体制的争论，资本主义或共产主义哪个"更好"。但是，涉及不同的经济体制哪个相对更优越的问题，并不是非常容易就回答出的。此外，保罗等认为，预言社会主义经济体系特点将消亡或者应该消亡，还太早了些。寻找经济体制中的替代方法，已经被证明是一个巨大的挑战。

他们特别描述了20世纪90年代的大挑战，即成功地从计划经济转变到市场经济的案例。没有一个地方可以一下完成从计划经济到市场经济的转变。舆论已经出现这样的说法：东欧的长期发展目标是以市场分配机制取代政府分配机制，主要依靠私营的利益激励，以私有产权和集体产权逐步取代国有的产权。部分人还希望能够保留主要的"社会主义"目标，即"公平的"收入分配、强大的社会安全网络、低失业率和低通货膨胀。不幸的是，无论如何，在怎样从计划经济转变成市场经济的过程中找到一个合适的转变机制方面，仍找不到答案。而且，在民众对于新系统的导入和新的社会规则的实行所带来的各种变化的容忍性方面，也还没有一致的看法。这种转型的关键内容，是新的产权的产生和新的市场制度的产生，以及国家在实行资源分配方面作用的减少。怎样实现从现有的制度（现有的制度特点是国家拥有社会的有效资产）向市场经济体系的转变，特别是在现有的多数定价是由国家决定的，而且现有的多数决策是被国家的公务员所决定的情况下？尽管西方国家经历了一个世纪的制度进化过程才形成了立法的、社会的和心理上的对于市场经济的各种基础，但是东方国家却必须在一个较短的时间内完成这些过程。并且，为了建立适宜的管理形态，东方国家必须用现代管理手段或者裁减它不合时宜的、大量过时的行业管理规模。这样做，一定要付出必要的高成本。吴敬链（Wu，2006）指出：如果政府掌握了过多的社会资源分配，就将是与经济改革相悖的。

向市场经济转变的过程，犹如穿越一条没有航标的大河。此外，这个转变还是一个巨大的挑战，因为要在保持各方公平和利益分配的前提下达到预期的经济效率和经济发展目标，绝对没有一个简单的答案。由于在以前的社会主义经济中已经发生了改变，因而我们可以相信，这种改变将促使一个接一个的改变的发生，但这些改变通常是缓慢和痛苦的，即使是可以获得成功的。

第七章 中国公立医院改革实例分析

提到医疗服务机构的产权多元化，广东省在这方面一直是"试点"，并不断地"摸索前进"。早在1984年7月，广州市就有一个小型私营医院开始营业，这个小型私营医院，被认为是中国"文化大革命"之后出现的第一个私营医院。

到2006年，根据广东省卫生厅的信息，在广东省内已经有138家私营医院，其中包括91家综合性医院。在这138家私营医院中，有20家医院的住院病床数超过100张；68家医院住院病床数少于50张。从地理分布上来说，私营医院多数地处广东省的五个经济比较发达的城市，包括广州、深圳、珠海、佛山和东莞。总体来说，私营医院占广东省医疗服务市场的3％。

2004年，在地方政府的指导下，有几家国有公立医院完成了它们的产权制度改革（李立志等，2004），成为股份制医院。报道中的产权改制医院包括石化医院、广州铁路医院等。

依靠"市场"中的间接力量来实现政府对于医疗市场的干预，在目前环境下，可能还是一个"可望而不可即"的目标。因为按照"冻河模型"的解释，要实现这个战略性的转变，在得到政府政策的强力推动下，首先要在很多方面实现实质性的突破，特别是在强化社会保障和医疗保险系统以及对众多的中国公立医院实行产权改革方面。要使目前超过90％以上比例的公立医院中的相当大的一部分，从国有公立转变成股份制或私营形式，是一种改革、一种震撼，是一个需要极大的政治智慧和社会责任才能实现的目标。

我们可以认为，直到今天，公立医院的产权改制，在某种程度上仍然是一个敏感而危险的"雷区"。举例来说，广东省珠三角地区经济比较发达的一个城市中的一个公立医院，在 2004 年就完成了从国有公立医院向股份制转型的全部工作，已经是一个典型的股份制医院。时隔 7 年，在 2011 年的 1 月，当南方医科大学为完成广东省关于公立医院的改革"重大决策咨询项目"的课题研究，需要实证性研究的结果而联系这家医院的院长，再次向他提出以这家医院的发展案例作为众多案例中的一个，希望能够对未来的"医改"产生借鉴和参考作用时，我们仍然受到"婉拒"。这位院长，几乎是重复了多年之前说过的话："对不起，现在还不是宣传的合适时候。我们只想悄悄地做些事情，不想惹麻烦……"

第一节　一个悄然转制的公立医院

关于这个"不想惹麻烦"的公立医院产权改制的案例（为了尊重这位院长的想法，同时也遵守承诺，姑且先称之为"A 医院"），"圈内"的人几乎异口同声地称赞这位带领大家完成了如此艰巨、几乎是不可能的任务的院长，虽然他一直很"低调"。在提到公立医院产权的转制，一定是一个充满变数的艰难任务时，这位院长没有立即回答这个问题，而是手指向医院大门口的方向强调说："按照政府的定义，股份制还是属于公有制。所以，我们还是宣传我们是公有制医院。而且运行得比转制前更好，政府和患者更满意。"

虽然得到众人的交口称赞，但这位 A 院长看上去确实有些"貌不惊人"，即使与一般的外科医生相比，衣着也有些过于"朴实"。他总是非常忙碌。说起话来声调不高语速不快，还带着明显的乡音。若干年前，他从外省一家医院到广东来寻找发展机会，落脚在珠江三角洲这家公立医院。直到目前，在完成了股份制改革这个"了不起"的事情之后，他还是依然每周上手术台，作为一个出色的外科医生为患者服务。约他面谈并不是件容易事。即使在办公室会客期间，也不断有员工进出让他在文件上签名，或者有来访的客人敲门进来寒暄一阵。

但是他的脸上一直保持着淡淡的微笑。

A 院院长是中山大学"医药卫生管理高级工商管理硕士学位项目"的 300 多位校友中的一位。20 世纪 80 年代就开始在医院管理的岗位上从事与医院运行有关的各种工作，90 年代调动工作来到 A 医院，很快成为院长助理，并在 21 世纪初，被提升到院长的职位，一直工作到现在。

我们曾经有过几次会见，是特意安排来谈 A 医院的改革和产权转制的。A 院院长也专门安排和医院办公室、医务科和护理部等部门的负责人见面谈改制的事情。难得的是，他允许我们能在 A 医院与"随便"遇到的任何一名员工个别谈话。但是前提是：不能将 A 医院的任何信息披露给媒体。同时，即使是在"学术研究"的结果中，也不能出现 A 医院的名称。这个"君子之约"一直延续到现在，如前所述，2011 年 1 月，在联系是否可以将 A 医院的案例作为"重大决策咨询项目"的结果重新审视时，还是没有能够打破约定和承诺。这么多年过去，公开的媒体上也确实找不到任何关于 A 医院已经完成产权改制的消息。联想到曾经有过的各种媒体披露的有关公立医院产权改制的"口水战"，确实可以理解 A 院长的谨慎和"只想悄悄地做些事情"的心愿。在与 A 院长的几次谈话中，印象最深的就是他反复强调的："只想悄悄地做些事情，不想多说不想争论……"中国有句古话叫做"出头的椽子先烂"，可能这也是导致 A 院长存有诸多顾虑，从而表现谨慎的原因之一。

在正式谈改革和医院产权改制时，A 院院长首先拿给我看的，是当地政府的一份"红头文件"。这是一份当地政府上报给上级政府关于 A 医院产权改制的评估报告。在这份评估报告中，对于 A 医院产权改制行动的定义是："成功的例子"。这份报告中，描述了 A 医院的现状，并将现状与过去的一些数字进行了比较。这份当地政府的正式评估报告，无疑是给了 A 院院长极大心理支持的、极其宝贵的一份文件。同时也透露出一个推断信息：除了当地政府，上级政府对这家医院的产权改制行动和结果，也是十分明了的。至于政府为什么也"秘而不宣"，不得而知。只能猜测可能是"试水"，或者叫"试验田"。

一、生存与发展压力导致的产权改制

产权改制后的 A 医院成为股份制的"公立医院",持股状况是管理人员和员工持股 60％;外部投资方持股 40％。改制之前,A 医院已经有超过 50 年的历史,这是一家综合性医院,有包括临床科室在内的 38 个部门,超过 600 多员工、600 多张住院病床,被评定为二级甲等医院(属于中等规模的医院)。产权改制后医院的规模和业务得到继续发展,员工人数增加到 700 多人,住院病床数增加到 1500 多张,门诊病人数大约在 1 万人,是一个典型的"二级甲等医院"。

在改制之前,A 医院定期可以从当地的政府那里得到些财务补贴。与其他公立医院的处境一样,这些补贴的数额并不大。据称在改制前的连续 9 年中,以各种项目补贴的名义,由当地政府给 A 医院的财务支持总额大约在 2000 万元,平均每年大约在 200 万元。这个数目,远远不够医院的员工工资的总额。

用 A 院长的话说就是:"医院产权的改制,并不是我们一开始就想到的。而是在生存和发展的双重压力下,想到的一种出路。"在周边竞争环境发生变化时,特别是当一些大型公立医院快速扩张、私营医院开始在周边"安营扎寨"时,A 医院正面临着医疗业务量下滑、员工收入下降以及人心浮动,甚至是业务骨干力量流失的危机。A 医院开始想到的,只是修订员工激励机制,但是随之发现了在公立医院的管理框架下的很多难以克服的困难和障碍。

例如,在产权改制之前,当地政府主管部门掌控 A 医院的人力资源的决策权,包括员工的雇佣和薪酬福利水平,A 医院也不得不雇佣了一些医院不想要的、医院业务不需要的人。对于这些"多余的"员工,医院也没有权力做出决定解雇他们,只要他们没有违反法律没有犯罪。同时,如果医院想要哪些特定的、有某些业务专长的、医院业务发展所需要的人时,当地政府主管部门可能恰恰会以各种借口不予批准。另外,"A 医院的薪酬福利水平的吸引力下降,专家们的薪酬福利水平和后勤工人薪酬福利水平接近,生产效率也下降"。医院的竞争力明显降低。"如果外资医院再进入这个市场,就在我们医院旁边开张营业,我估计我们医院的所有专家很快都会被人家挖走。"A院长这样描述产权改制之前所面临的压力。

提到产权改制之前 A 医院获得的一些荣誉和成绩,A 院长肯定地说:"当然,如果我们医院当时已经成为一个烂摊子,就别提改制了。我们就是想未雨绸缪地为医院未来的发展做些事情。皇帝的女儿先嫁嘛,就是因为我们医院有潜力改造得更好,才会有人投资,才会有改制的机会。"

到 2003 年,SARS 爆发,人们开始更加仔细地审视中国医院的管理系统。A 医院的上下员工,也认真地在讨论自己医院存在的危机以及面临的困境和挑战。他们总结出以下几点:①公共卫生的需要急速上涨,政府对于公立医院的投入和补贴逐年下降;②在必须赢利和公益事业面前,医院进退两难;③作为国有公立医院的多重目标,使得医院"左右不是";④激励机制,对于医生护士特别是专家来讲没有吸引力,面临人才流失的危险;⑤医院在人力资源政策方面没有足够的授权;⑥平均主义的观念在医院里盛行,多余的冗员没办法辞退,影响其他人的工作热情。

此外,最大的危机就是 A 医院的上下员工已经意识到:中国加入世界贸易组织之后还面临着宏观环境改变带来的影响。中国政府已经允许社会资本和外国资本进入中国的医疗市场,临床医学的专家和出色的员工可能会被更好的待遇和发展前景所吸引而离开 A 医院。如果这种状况发生,A 医院就会严重缺乏高质量的医护人员,业务水平肯定大幅下滑。

考虑到种种问题和危机,A 院院长和他的同事们决定:启动医院的产权改制,并希望通过产权的改制,改善医院的管理现状,特别是人力资源方面的政策,以此提高医院的工作效率、改善服务质量,为医院的生存和发展"走出一条新路"。

二、艰辛的各方沟通与达成一致

产权改制的决定做出后,各方利益的平衡和达成一致,成为一个最大的挑战。首先,要得到政府的批准和支持。这是我们最想知道的,也可能是最精彩的部分，但是听上去 A 院长确实不愿意多谈这部分。他只是淡淡地告诉我们："最为关键的一点，是依靠政府。"此外，他说，在产权改制之前，地方政府的主管部门和医院的高层管理人员商谈了多次，"最终结果很好"。

在政府批准 A 医院的产权改制行动后，A 医院曾经面临三个选择方案：第一，将医院出售给香港的出资方；第二，成为某个财团的信托医院；第三，员工出资成为医院的股东。

虽然 A 医院的产权改制已经决定启动，医院也面临许多挑战和困境，员工们也认为应该进行产权改制以提高医院的生存和发展能力，但是具体到产权改制实施时，全体员工都难以接受第一和第二种的方案。主要原因之一，是员工们担心在改制后，有很多人会"丢掉饭碗"。

经过很多次全体员工大会的谈论，第三种方案——员工出资持有 A 医院股份，获得绝大多数员工的同意，被确认为 A 医院产权改制的方向和目标。

在确认方向和目标之后，急需确认的是实施方案。职工代表大会在这个时候，起了关键的作用。前后共召开过五次职工代表大会，讨论医院产权的具体实施方案。有一点是非常清楚的，就是全部员工在医院产权改制以后，将失去"国家职工"的身份。所以，"安全感"成了必须考虑的第一要素。没有给员工带来安全感的实施方案，几乎可以肯定，不会得到职工代表大会的接纳，不会被员工们所接受。

于是，职工代表大会的重点议题，首先集中在统一思想、统一认识方面。大家反复讨论的是：为什么 A 医院的产权改制必须进行。职工代表大会成员在自己统一认识后，还要负责向全体员工宣讲，直到全体员工都能够清楚地认识到产权改制的重要性和迫切性并且自发地参与到具体方案的讨论实施过程。这是一种获得全体员工理解和支持的必经之路。

其次，A 医院产权改制的日程进度和关键问题，被反复讨论并确定。大家同意的具体实施措施包括：在未来的三年之内，所有员工都不会被"炒鱿鱼"，不会"丢掉饭碗"；目前的收入和福利水平，不会下降。此外，员工在 A 医院的工龄，可以折算成相应的股份，被计算进该员工未来的持股份额中。具体计算方法是：一年的工龄，相当于一个月工资的现金，可以用来折算成购买医院股份所需支付的现金。

除了在 A 医院工作的工龄可以被折算成现金，用于购买医院的股份，在国有单位工作的总工龄，也可以被折算并计入计算之中。总的计算公式的全部要素还包括：现有工作职位、技术职称。于是，计算公式如下：

$$在 A 医院的工龄＋总工龄＋职位＋职称＝股份（现金）$$

在第五次的职工代表大会上，A 医院的高层管理人员，正式地向全体员工承诺：在医院的产权改制完成后，员工的收入和福利水平，一定不会低于目前的水平。如果有任何一个员工认为自己的收入和福利下降了，利益受到损害了，可以要求立即重新审核和修订产权改革的方案。

在第五次职工代表大会上，经过职工代表们深入地、反复地讨论，医院产权的改制实施方案和日程进度表在全体职工代表们表决时，得到了 96％的支持率。自此，A 医院的产权改制行动正式拉开帷幕。

非常难得的是，在 A 医院的产权改制完成后的几年中，确实没有发生一起因为产权改革所引起的争议和不满而导致的上访，甚至没有任何一个员工因为认定自己的利益受损而要求重新审议改制方案。做到这一点，真的需要极大的政治智慧和耐心。据说，在产权改制得到政府主管部门的批准之前，A 医院对政府部门提出的要求做出过承诺，其中包括：不能有任何员工因为改制行动而上访。A 医院做到了。

现职员工为了医院的发展而同意产权改制行动并积极配合，这一点相对容易理解。但是对于众多的退休员工而言，做到这点却并不容易。

与退休员工的事前充分沟通，并取得他们的同意和支持，同样重要和关键。为了负担退休员工的退休工资和福利，A 医院成立了一个特别基金，用于保证退休人员的待遇。医院的高层管理人员，专门召集 109 位退休员工，招待他们开一个丰盛的晚餐会议。在晚餐会上，宣布了医院产权改制的最大目标之一，是保证退休人员未来的福利和利益。如果医院运行状况良好，退休员工的福利待遇就有保障。医院管理层也做出承诺，每年拿出一部分医院的收入，用于补充和扩大专门为退休员工所设的基金。

经过这个说明和沟通，退休员工们也表示理解和支持 A 医院的产权改制行动。

在获得现职员工和退休员工的理解和支持后，A 医院对医院的资产进行了评估。整个资产评估工作由专业的资产评估机构完成。地方政府指定了六家可以选用的资产评估机构，A 医院的高级管理人员们用抽签的方式挑选了其中一家。最终，经过专业资产评估机构的专业评估，得出结论：A 医院的资产为 1 亿元。

因为政府不用向 A 医院支付"买断工龄"的费用，并且近几年 A 医院的发展和扩大全部由医院自己的积累支付，所以经过协商，A 医院不需要向地方政府支付全部 1 亿元，只需要支付 60%（6000 万元），买断 A 医院的全部资产和股份。

根据政府的规定，合资机构必须有两个以上的股东，所以 A 医院在全体员工持股 60%之外，还增加了两个股东，分别持股 30%和 10%。

在员工持股的 60%当中，有 50%由现职员工持有，其余的 50%保留，用于未来吸引业务骨干或者某些有特殊才干、为医院发展所急需的人才的引进所用。现职医院院长的持股份额小于 1%。

虽然 A 医院在当地的医疗服务开展，已经有超过五十年的历史，但是在这所医院产权的改制过程中，无形资产的评估还是没有进行。此举完全不是由于疏忽，而是因为如果无形资产的评估，得出的结果太高，那么员工的"买断股份"就非常难于实施。而且，目前还没有一个客观实用的方法，可以基本准确地评估一个国有单位的无形资产。

这里涉及一个非常敏感的议题：如何对待国有资产的"保值"和"流失"问题。对于这个问题，A 院院长毫不犹豫地表示：首先，由地方政府指定的专业资产评估机构，完成对 A 医院的资产评估。其次，A 医院支付了 6000 万元给地方政府，用于买断股份。国有资产是被 A 医院一次性买断的。"我们买断这家医院的股份，然后，地方政府用从我们医院收到的这部分钱，投入到公共卫生项目去支持公共卫生事业的发展。所以，在这个过程中，各方都对这个结果感到满意，包括地方政府、新的股东、医院的员工和管理人员，甚至是患者，因为患者们在医院改制后得到了更好的医疗服务。"

关于医院员工之外的新的股东，A 院院长只是说明了：是地方政府挑选的 A 医院新股东；挑选 A 医院新股东的标准，是新股东必须接受 A 医院的发展使命和远景，要放弃短期的财务目标。关于这两个新股东的进一步情况，没有得到任何信息。

停顿了一会，A 院院长补充说：在决定 A 医院产权改制的行动之前，地方政府要求 A 医院同意并保证做到的是，一般情况下，至少在医院产权改制后的三年内，不许解雇任何员工；此外，医院的高层管理人员一定要承诺做到保证整个产权改制行动的平稳进行和完成，不能有任何的投诉和上访发生。

三、看起来各方满意的产权改制

为了完成对 A 医院产权改制的案例研究，我们前后到医院与各方人员面谈多次。令人注意的是，在 A 医院，几乎所有遇到的员工，不论在工作岗位还是会议室，不论是医院安排的访谈还是随机在医院挑出的员工聊天，都表示对 A 医院的产权改制行动和结果表示满意，包括临床医生、护士、医院管理人员和后勤的工人。最难忘记的是一张张带着微笑的脸和肯定的回答：我认为我们的改革是成功的。据称，改制后的 A 医院没有收受红包和回扣的现象，因为人人是股东，人人是主人，一旦出现收受红包和回扣，其他员工会认为医院的利益受损、自己的切身利益受侵害，所以会"口诛笔伐"从而使得这些现象在还没有出现之前，就基本被"扼杀"了。

除了员工，在产权改制完成后，医院提供的医疗服务是否得到了进一步的改善？地方政府也曾经在改制行动结束后的一段时间内，组织了一个调查小组，专门对 A 医院的服务质量和其他方面进行评估。这个调查小组的成员，有当地的人力资源与社会保障局、卫生局、食品与药品监督管理局、物价局以及工会等。调查范围是当地 24 家医疗机构的服务质量。调查结果还是以红头文件的形式得以传播和保留，调查结果显示：A 医院得分 95.7（满分为 100 分），名列全部被检查的 24 家医院的头筹。

除了官方组织的调查结果外，从其他一些数据对比可以看出，A 医院在产权改制前后的变化都是正面的。包括：A 医院在产权改制后，增加了对当地公共卫生事业的无偿投入和帮助、对公益活动的参加和投入更多以及对当地社会的贡献更大等。

有关人力资源方面的变化，在 A 医院完成了产权改制之后，由董事会批准实行了新的人力资源政策，特别是在员工的薪酬和福利方面做出了很大的调整和改变。新的政策最惹人注意的是打破了这所医院所有员工的"铁饭碗"，给了医院院长更多的授权去决定与医院管理和发展相关的日常事务。此外，所有岗位上的全部员工都与医院签订了劳动合同。医院还颁布了一个规定：在三年之后，职工代表大会将讨论员工的聘用问题，如果有被认为不符合工作岗位的需要的员工，将会被职工代表大会决定解聘。

在医院产权改制之后，还有一个明显的变化是医院的专职管理人员，特别是高层管理人员的数目大大减少了。一个院长，一个副院长，只有两个人担任医院的行政管理和党委书记职务。多数的管理人员都是"身兼数职"。这样，在产权改制之后，全医院上下只有 20 个全职管理人员，负责管理这个员工多于 700 人的中型医院的全部的行政事务和医疗服务管理。

对于公共危机的处理，在 A 医院的产权改制完成之后，这方面的能力和实际付出增加了。举例来说，在当地雨季发生水灾时，A 医院选送了三个医疗队免费为民众送去医疗服务。此外，A 医院捐助医疗器械支援边远地区的医院，并且给这个边远地区医院的医护人员免费提供培训课程，帮助他们提高医疗服务水平。最重要的一点是，在 A 医院的产权改制之前，已经与当地政府卫生局签订了一个合同，保证在产权改制之后，A 医院仍然继续实行公共卫生方面的义务和责任，包括妇女儿童的保健、预防接种和公共危机时的配合。

此外，产权改制以后，A 医院与当地卫生局之间的关系变得更加协调，"比以前更好"。A 医院的全部医疗服务的运行，都置于当地卫生局的监督之下，按照卫生局的要求去做。由于不存在上下级的隶属关系，卫生局也可以更加公平更加公开地行使监督权力。但是在产权改制以前，卫生局的监督作用有点难以保持客观公正，因为 A 医院是卫生局下属单位，卫生局是"老板"，所以即使医院出了差错，"老子也不会轻易打儿子"。

在财务表现方面，与往年的同期相比，A 医院的收入增加了 28%～30%。在增长的这部分收入中，来自药品处方的收入比例逐步下降，由 44.0%下降至 41.4%，且还在不断地下降之中。

四、A 医院改制案例分析

从 A 医院的案例，我们可以看到，也许是一种希望所在，国有公立医院在面临日益强化的竞争压力时，可能会刺激出产权改制的需求。这些压力可能来自诸如中国加入世界贸易组织等宏观环境变化、外国或社会资本进入医疗市场、临床医疗专家中具有技术专长的员工的流失以及现有医院管理体制不适合当今发展的束缚。在各种旧制度的束缚满足不了今天的发展需要时，在感受到生存和发展的压力时，A 医院没有单纯要求政府增加投入和补贴，没有消极地抱怨和等待，而是积极地寻找适合自身发展和突破的出路。医院的产权改制后，员工的"主人翁"意识更加明确和强大，对于当地社会提供的医疗服务的质量和水平的关注度更高，甚至对当今社会所诟病的红包和回扣现象的遏制，也起到了极大的监督和清除作用。当地政府在得到 A 医院的买断股份支付金后，直接用于当地公共卫生事业的补贴和支持，也是对社会和民众的一种回报。同时，客观上减轻了地方政府的财政负担。最关键的是，当地的民众可以享受到更好的、质量不断提升的医疗服务。

从 A 医院的案例中，我们可能还可以发现：国有公立医院的产权改制，不是"洪水猛兽"，只要高级管理人员们充分考虑到员工，包括退休员工们的切身利益，就不会引发社会的动荡和员工的非议。在设计改制方案时，最重要的一点，是让员工感到安全，感到不会轻易丢掉"饭碗"，感到近期内自己的切身利益有保障，不会受到损害。此外，要让员工相信：只要自己努力工作，就会有更好的收入和福利待遇。

此外，保证公立医院产权改制成功进行的前提条件之一，是医院与当地政府的良好关系。A 医院的案例也提示：首先，地方政府对于医院产权改制行动的肯定和批准；其次，地方政府对于公立医院产权改制的参与和协助，包括选择推荐资产评估机构、选择推荐新的投资方作为新的股东；最后，地方政府在公立医院的产权改制行动完成后，要组织各方对产权改制后的医院整体表现进行评估。这在一个侧面，也是一种督进。

A 医院的案例还提醒我们：公立医院的产权改革，直到今天，还是一个敏感的话题，一个充满变数的领域。产权改革的领军人物，要有足够的沟通能力和平衡能力，在保持各方利益相对平衡的同时，推进各项进程。同时，要记住"枪打出头鸟"，在产权改革成果还没有得到巩固时，不能太"张扬"。A 院长的热忱、智慧以及"低调"，都是保证产权改制成功进行的重要因素。

A 医院的案例也从另一个角度验证了前面所述的"冻河模型"中的描述，即政府政策是决定性的推动因子。在政府政策的影响下，产权制度（中介变量）的变化，可以影响其后的"受体变量"，包括人力资源政策、管理因子、对医院的投资以及医患关系等。

我国有为数众多的在生存和发展的困境中谋求突破的二级甲等医院，其中部分二级甲等医院已经成为"夹心饼"，夹在三甲医院和社区医院的中间，成为当地政府的"包袱"。A 医院的产权改制的成功，可能会给其他医院提供启发和参照。

第二节　与公立医院既协作又竞争的私营医院

私营医院，又被称为"民营医院"，区别于国有公立医院、股份制医院、外资和合资医院，有些人将其定义为非国有医院。据报道（刘若南等，2005），在1980年，由于当时的医疗服务供给已经远远跟不上快速增长的对医疗服务的需求，临床医疗服务短缺问题非常明显。截至1983年，中国每1000人中平均有1.33位医生和2.07张住院病床。允许建立私营医院并提供运行的市场环境的最初目的，是减少政府在医疗服务方面的投资，从而减少政府的负担，增加为社会提供的医疗服务。

对于私营医院现状的描述有些困难，因为没有任何官方正式的统计数据可以反映出目前中国私营医院的现状。一些会议的资料显示，到2005年，中国共有大约4000家私营医院。但是，根据北京疾病预防控制中心的估计，到2005年，在全国范围内大约有14万多家私营医疗机构，包括小诊所和专科医院。其的依据是：自1994年开始，开张医院的注册是程序已经被更新，只有配备100张以上病床的医院的注册是在省级主管部门，其他的配备100张以下病床的医院只需要在市级卫生局注册。问题是没有一个适合的报告系统能够比较好地反映出从国家层面的有关私营医院和小型诊所、专科医院现状的完整的统计数据。

绝大多数的私营医院，还没有能够加入为医疗保险项目中的人群提供医疗服务的行列。同时，绝大多数私营医院的形象并不好，这主要是因为曾经或者正在显示的"过度广告"，以及大众印象中私营医院过于追逐利润"弄虚作假"、"挣快钱"的行为。在此前的很长一段时间内，私营医院的出现和存在被作为一个"试验"。确实，私营医院有些"鱼龙混杂"，很多负面的报道和事例导致民众对这部分医疗服务机构的不信任。

私营医院的税赋，与公立医院不一样。自注册之日起，私营医院有三年的免税期。之后，才需要缴纳税款。与此形成对比的是，公立医院似乎不需要缴纳税费。因而，网上关于"给民营医院和公立医院相同待遇公平税费"的呼声一直到 2010 年还没有消失，广东顺德的一些私营医院投资人表示要撤回对私营医院的投资。

在上述的困难之外，有行医资格的医生，绝大多数更愿意到国有的公立医院谋取职位。部分原因是因为私营医院的声望不高、名誉不好，另外私营医院的发展空间，特别是在临床医学的学科发展方面极少有发展机会。所以私营医院常常雇佣的是已经退休的医生或者是刚毕业的、难于在公立医院找到职位的年轻人。人力资源方面的困难，也是一个限制私营医院发展的因素。目前，绝大多数的私营医院仍然是小型诊所、美容医院、中医门诊、不孕不育诊所、性病诊所或牙科诊所等。

也有人呼吁给予私营医院或者说民营医院公平待遇的声音。私营医院是否能够在市场环境和政府政策方面，得到与公立医院同等的待遇，将是决定私营医院这个群体是否可以发展的决定性因素，同时也会影响众多公立医院的产权改制行动。因为公立医院的产权改革，需要一个"出口"来接纳从公立医院被"分流"出的医护人员，也需要私营医院用高薪雇佣更多的更有经验和声望的医护人员，以此来形成一种对于公立医院改革现状的竞争"压力"。

简而言之，政府的政策，包括税赋、人力资源方面的限制和是否能够为医疗保险项目中的人群提供医疗服务，是决定私营医院的总体规模和运行质量是否能够得到改善和提高的非常关键的因素。

2006 年，我们曾经与广东新开张的一家大型的私营医院——康华医院的总裁谢先生面谈过。谢先生认为：他的医院面临的最大挑战和困难将是税收方面与公立医院不一致的不公平待遇。他说：现在，私营医院能够生存，最重要的原因几乎是因为公立医院存在着因为管理水平和效率低下带来的巨大的浪费。一旦公立医院的管理改善，浪费减少，私营医院的生存空间就会变得更小。

私营医院的"老板"，常常是以前在建筑业或承包医院门诊中得到"原始积累"的"先富起来的一部分人"。他们投资医疗机构的初衷也常常是转移到一个更加能够"赚钱"的行业继续发展。事实上，确实也有从经营一个小诊所，发展到大型的、可以与当地三甲医院相抗衡的很成功的案例。广东省东莞市的东华医院，就是其中的一个成功案例。

一、东华医院案例分析

对东华医院的案例研究始于 2005 年。东华医院在广东省东莞市，甚至是广东省，都是有一定名气的私营医院。它的发展历史在今天的中国，简直是一种奇迹。初始阶段，东华医院与其他小型私营诊所一样，为了生存而挣扎。但仅仅十年，（在很多小诊所倒闭的大环境下）东华医院就从一个不起眼的小诊所，发展成了一家大型的三甲医院。同样在东莞的另一家公立三甲医院——东莞市人民医院，也不能不重视东华医院的存在和扩张。

感觉上，东华医院的所有员工，都不是很乐意与"案例研究"的人交谈，如果这种交谈不是"老板"指定的话。时任东华医院的一位副院长，在他的办公室接待过我们两次，之后也传了一些资料给我们，使得我们能够在信息极其有限的情况，"窥探"一下这个奇迹的发生和发展的轨迹。

东华医院始建于 1995 年 4 月。至 2005 年，10 年时间，医院在发展规模上已经是"不可同日而语"的了（表 7-1）。

表 7-1 东华医院十年发展的主要数据对比（1995～2005 年）

内容	1995 年	2005 年
医院面积/平方米	12 400	130 000（有大型花园）
住院病床/张	86	800
住院人数/（人/年）	3 360	25 977
日均住院/人	—	563.5
门诊人数/（人/年）	95 037	1 068 608
员工人数/人	108	937

这是一个看上去很现代化的医院，有比较完善的医院管理信息系统、漂亮的大楼、整洁的环境、与高级宾馆相似的豪华电梯间和十分气派的医疗设备。

事实上，东华医院已经给同处于东莞市的东莞人民医院，本地最大的公立医院，造成了十分明显的紧迫感和竞争感。

东华医院的总裁李镜波先生在从事医疗机构的投资和管理之前，据说也是从事建筑业的。在建筑业积攒了一定的经济实力后进军医疗行业。李先生将东华医院从小做大，并且还在不断努力提升医院的形象和实力。1999年，东华医院签约成为湖北医科大学的教学医院；2001年签约成为中山大学的教学医院；2002年，签约成为广东医学院的教学医院。

1999年，东华医院除了临床医疗服务，也开始进入科研领域，陆续在省一级或市一级得到几十个科研项目。在东华医院的会议室里，很有中国特色地、醒目地挂着东华医院董事长与卫生部领导人和广东省领导人的合影，如卫生部副部长、广东省副省长参观东华医院时的合影。东华医院的董事长也得到过多种由地方政府或全国性协会颁发的荣誉称号。很明显，东华医院具有良好的公共关系。

东华医院的口号是：有医疗市场，就有我们的业务；管理保证质量和利润，利润推动医院的发展。还有另外一条口号：没有东华医院，患者可以生存；东华医院离开患者，就不能生存。东华医院，除了就医环境很优美，据称，还经常采用一些方法拉近与患者的感情，如降低一些项目的收费，所以门诊患者的每个人收费大约在80元人民币，住院患者的费用一般低于4500元。具有竞争性的价格，使得这个医院在与这个地区的其他国有医院竞争时获得了竞争优势。

关于医疗服务的定价，东华医院"始终一贯地"按照地方政府的要求去做，包括挂号费、诊断费和治疗费的标准。2005年前后，据说东华医院的收入中，来自药品销售的比例就已经低于33%。但是，即使我们强调是案例研究，还是没有可能看到东华医院的临床记录、财务数据或其他报表。

东华医院是私营医院，有董事会并且是医院决策的最高机构（图7-1）。实行董事会领导下的医院院长（总裁）负责制。在东华医院，院长可以决定雇佣多少员工、什么时候雇员可以得到多少工资和奖金。他们实行"浮动工资"，每年评估员工的表现，然后决定签订劳动合同，合同中有该员工的收入标准，这个标准常常是与职务、职称和实际工作表现评估挂钩。实行年终奖、管理干部职务津贴、文明质量奖、院长奖励基金、工作业绩奖和其他奖励。当然，东华医院的院长可以决定雇员队伍的规模，决定雇佣哪些员工，也可以决定解除哪些不被医院需要的员工。

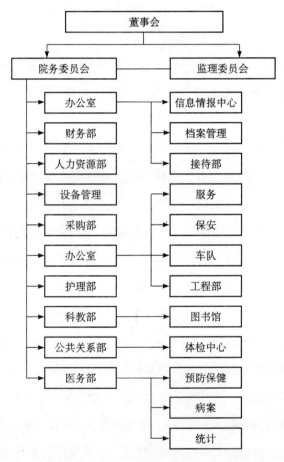

图 7-1 东华医院组织结构图（2005 年）

在与东华医院的员工面谈时，他们异口同声地说：在东华医院，没有医务人员收受患者红包这种事，更没有人敢于收受回扣，因为那样做会丢了"饭碗"，这一点在东华医院几乎人人皆知。

为了吸引更多的东华医院业务发展所需要的人才，东华医院总裁早在21世纪初就制定出三条规定：①待遇方面的吸引。与东华医院签订工作合同的人员，收入要比在国有医院的高出很多。此外，医院提供在住房、商业保险和家庭的就业方面的好处。②职业发展空间。设立一个研究发展基金，每年投入这个基金100万元，鼓励发展临床科研项目。如果有哪位员工获得公共研究基金，则将获得更大的奖励。对于全部雇员来说，东华医院会提供继续教育的机会。③感情上的维系。定期地奖励一些员工、举办生日会、给家庭生活遇到困难的员工发放特殊补贴。这些活动是为了给员工"家"的感觉。东华医院强调给患者提供满意的服务，他们制定了不同的策略对待不同的患者。例如，为收入高的患者提供豪华病房和家庭服务；为低收入人群提供简易病房和24小时门诊医疗。另外，东华医院还参与当地的社会公益活动和医学教育活动。当然，东华医院也为没有支付能力的患者提供医疗服务。据称，在2005年之前的几年间，东华医院用于这种慈善医疗的费用达70万元。在湖北发生水灾时东华医院也向灾区选派了医疗队。

东华医院也面临着很多机会和挑战。最大的挑战是：东华医院的诸多光环是否真正是实在的？例如，有消息披露，东华医院与中山大学曾经签订的非直属附属医院，几乎纯粹是名义上的。也就是说，东华医院每年上交中山大学的钱，约占东华医院全年收入的1%，东华医院可以使用中山大学教学医院的牌子，但是并没有真正地承担教学任务，也没有真正的关联，这是一种说法。当然，使用中山大学教学医院或非直属附属医院的名义，可以额外吸引很多患者到东华医院就医。

另外一个引人注意的事情是，东华医院已经被列入基本医疗保险的名录很多年了，对于私营医院来说，这很难得。起码在2005年前后是很少见的。列入基本医疗保险名录肯定也会为东华医院带来更多的就医者。

从东华医院发展的案例来看（虽然信息不够完整），在私营医院，产权不是虚置的。董事会可以规定医院运行的方式和范围，可以独立决定员工的激励和奖惩的方式，这也比较有效。私营医院给予员工更多的薪酬和福利，所以可以按照医院发展规模的需要决定员工规模。适当的人力资源政策推动了医院业务的发展，良好的薪酬激励机制也导致了员工的良好表现。红包和回扣在这家私营医院几乎是绝迹的，因而也或多或少地影响了医患关系，不会有过多的纠纷和对立。当然，东华医院与其他私营医院一样需要缴纳税款，但是这并没有妨碍这家医院在十年时间内从一个小门诊发展到一个媲美其他三甲医院的大型综合性医院（也许由此可以看出国有公立医院实在是浪费得太多了）。

此外，东华医院的发展轨迹显示，私营医院没有忘记对社会公益活动的参与和责任。是一种作秀也好，是不得已也好，毕竟实实在在做了很多公益活动。似乎从社会公益活动的参与和举办中，也获得了比较好的社会形象，帮助发展了自身的业务。

在竞争环境中，东华医院能够跻身基本医疗保险的名单，是保证发展的非常关键的因素。此外，政府不是东华医院的"老板"（显然，东华医院与地方政府的关系很好），这样更加有利于政府实行监督，更加有利于东华医院提高服务质量。政府的良好关系毫无疑问是东华医院发展强有力的支撑，所以该医院更加愿意在公众看得到的地方悬挂出一些能够显示其良好的社会关系的重要合影。

为了更加快速地增加"学术"色彩，东华医院采用的是与多个大学签署教学医院的策略，用于改善其自身形象并借此提高社会地位。东华医院的案例，也从一个侧面验证了莱克福特等（Rexford et al.，2005）的结论：医院产权影响医疗服务的成本控制情况。因为不同产权下的医院，对于医院运行效率的关注程度是不一样的。

二、恒生医院案例分析

除了东华医院，在2004年11月，深圳恒生医院——一个大型的私营医院也开始营业了。开张的当日，在医院所在地举行了盛大的庆典，国家卫生部一个副部长特意发来贺电，许多政府官员和对医院发展起到重要作用的人物参加了庆典。最为关键的是，在恒生医院刚开业不久，就加入了基本医疗保险的医院名单。显示了其良好的公共关系。

恒生医院的一个明显的特征是"大"，大楼、大地盘。关于这家医院的背景，有很多说法。其中一个说法是：医院的老板颜继攀先生最初也是一个建筑承包商，承包了深圳市的很多建筑和市政工程。和东华医院的老板一样，在积累了一定的资金后进入医疗市场，开始开办医院。另一个版本是说：是地方政府开始兴建这所医院，然后在基础没完成时就遇到了财务上的麻烦。所以，颜先生是从政府手中接过这个摊子，之后完成了医院的建设开始运行。按照后面一个版本，这所医院的一部分股权是属于地方政府的。但是公开的信息显示恒生医院是广东省"最大的私营医院"。

虽然颜继攀先生也是中山大学的 EMBA 校友，但是我们的谈话，始终没有切入恒生医院的产权——这个比较敏感的地带。他没有对这个方面的话题透露任何有用的信息。但颜先生曾经透露：恒生医院在申请开办的过程中，只用了10天就完成了全部手续。一般情况下，一家新医院的开张申请，据说大概要花费一年的时间才能办完各种审批和程序。

在恒生医院自己的介绍材料中也有这样的信息：10年前，恒生集团开始涉足建筑业和房地产业。在数年中，这个集团曾经为社会公益活动捐出过1500多万元。至2004年前后，恒生集团扩大它的业务范围到医疗服务行业，恒生医院就是在这个背景下诞生的。它的目标是拥有1000张住院病床，年收入达到3亿元。在2005年前后，恒生医院还只开放了大约500张住院病床，拥有了部分十分先进的医疗设备。恒生医院的建筑看起来非常现代，很气派、很漂亮，拥有大片的花园绿地。但是，并没有达到预期中的看病患者人数。颜先生的主要工作目标，还包括"挖"临床医学专家、找医院管理的高级人员来为这个医院服务。在2005年的春天，颜先生成功地从公立医院找到并聘任了一位院长到恒生医院工作。据说这位新院长的年薪高于100万元人民币。

2005年，几乎每次 EMBA 同学聚会，都会看到颜继攀先生与公立大医院的院长或者政府主管部门的官员在认真地交谈。据说，他试图找到更多的有能力的、可以为恒生医院工作的人。颜继攀面临的最大困难是从著名的国有医院聘请到有一定声望的专家，因为多数情况下，这些专家们更愿意在国有大医院工作，不愿意到私营医院工作。颜先生说："这些专家们担心私营医院的营业不会长久。"这种情况下，绝大多数的专家和医生，都是在公立医院服务直到退休。所以，恒生医院像很多的私营医院一样，聘到的医务人员多数都是退休的或者是部队医院转业的。

这个人力资源组成方面的特征，导致了医院运行的一些问题。例如，退休"返聘"人员的主要目标不是工作得更好，他们基本没有工作热情；部队医院转业的人员常常是一些医术平平的、不能解决重大问题的普通医生，对于提高医院的医疗服务水平没有什么作用。因此，对于发展中的恒生医院来说，人力资源问题是一个巨大的挑战。

我们曾经在2005年和2006年到恒生医院进行过几次访谈。不过，每次的见闻，印象最深的还是医院里有些"门庭冷落车马稀"的感觉。很多房间都是空的或者只有几个医护人员在内。

2006年春天，恒生医院也开始使用"中山大学教学医院"的名号。颜先生希望使用这个名号，来提高恒生医院的学术形象从而吸引更多的患者到恒生医院就医。

对于新开张不久的恒生医院来说，巨大的机会可能来自于日益增长的对于医疗服务的巨大需求，并且，这个医院有着良好的公共关系，能够得到地方政府的大力支持。关键的是，医院已经进入了基本医疗保险的医院名单，这是对于医院业务发展的一个很重要的因素。此外，这个医院有雄厚的财力去聘请所需要的专家和医务人员。但是，恒生医院在人力资源发展方面的障碍，确实是一个难以逾越的困难，因为这是一个由于宏观环境特点而导致的问题，是一个私营医院生存环境的问题，完全不是地方政府可以左右或者解决的。相比之下，东华医院不是一步到位，以大医院的面目出现，是可以慢慢实现在人力资源方面的成长。而恒生医院在一开始运行时的规模和气派就很大，难免有些难于应对。

无论如何，"私营医院"这个整体，在中国的名声并不是太好。另外，一个医生在为国有医院工作多年后，如果想加入私营医院相对容易；但是如果为私营医院工作几年后，想转入国有公立医院，就几乎是不可能的了。原因也是由于现行社会机制中缺少合适的人力资源方面的政策支持而导致的结果。恒生医院注定要为这个机制中的缺项而付出成本。

深圳恒生医院的案例可能显示出一个事实：只有清晰的医院产权和董事会的监督管理，即使私营医院具有良好的公共关系、雄厚的财务力量支持，也不足以得到顺利发展。适宜的政策对于宏观环境的影响，同样是私营医院能够生存和发展的关键所在。一个有利于人力资源在国有公立医院和私营医院之间流动和转型的社会运行机制，对于培育出好的、真正能够与公立医院相"媲美"的私营医院，是非常重要的、不可替代的因素。

此外，营造一个合适的市场环境，依然是政府的政策主导力量引导下才能实现的目标。从这个侧面，我们再次验证了"冻（冰）河模型"中对于变量之间相互作用的分析。

第三节　舆论中关于宿迁和菏泽的公立医院产权改革

谈到中国的公立医院产权改革和"私营化"问题，一个不能不谈的实例是江苏宿迁和山东菏泽的医院产权改革活动。

宿迁是江苏省的一个中等规模的城市。菏泽是山东省的中等规模的城市。这两个城市随着发生在当地的医院管理体制的改革活动的跌宕起伏而"名声大振"。一个常见的说法是"卖掉公立医院"。

关于宿迁和菏泽"卖掉公立医院"的报道，曾经是"铺天盖地"，占据报纸的头条，其内容褒贬不一。有趣的是，对于宿迁的公立医院改革，有一部分人认为是"市场经济"的发展必然，认为"宿迁模式"对于中国的公立医院的改革起了模范作用。但是另外一部分人则持完全相反的意见，认为宿迁市卖掉公立医院是国有资产的流失，是一种对于公共卫生体系的损害。这部分意见认为：应该由政府加大对于公立医院的投入，保证公立医院的运行并以此向公众提供主要的医疗服务。

根据报道（曹海东，2005），从2000年开始，宿迁市的医院管理体制改革拉开帷幕，以"更好地适应市场经济"。确实，改革的主要特征是卖掉公立医院给私人资本或"社会资本"。结果，"地方政府有更多的钱投向当地的公共卫生体系的完善和建设；市民在就医时，有更多的选择去得到更好的医疗服务。地方的医疗卫生产业得到更好的发展"。

宿迁市医院管理体制的改革始于2000年。到2005年的7月，135家公立医院中的133家已经完成了产权改制，成为概念中的"民营医院"。基本上，政府的资本完全从这些医院撤出，改为由私人资本拥有。曾经，有很多调查组，包括中国卫生部的考察团和江苏省卫生厅的调查团，都到宿迁进行过考察和调研，试图总结出宿迁的改革经验。

据称，在1999年，医院产权改制启动之前，宿迁市在两个指标上名列江苏省的最后，一个指标是人均医疗资源；另一个指标是每千人中的医护人员人数。"拍卖"公立医院的本质是对"不值钱的"医疗卫生资源进行改造，去解决医疗卫生资源的分配问题，以满足市民对于医疗资源的需求。很多人认为：政府应该投入的是公共卫生，是防病治病，而不应该投入具体医院的运行。也有人认为：公立医院产权改革的最大受益者是地方政府，因为地方政府在拍卖掉公立医院这个时刻，财政压力减轻了，更多的资金可以投向公共卫生，并且可以向医院征收更多的税款。

宿迁人民医院始建于1905年，由基督教的教堂所创建。在这个产权改制行动中，宿迁人民医院有70％的产权被一家医药公司买断。后者付了7000万元用于买断宿迁人民医院的这部分股份。在 2005 年的 1 月～6 月，也就是产权改制之后，这家医院的收入与 2004 年同期相比，增加了 54.2％，达到 6500 万元。

医院是营利性的还是非营利性的，决定权在于医院的董事会。多数医院在产权改制后选择成为营利性医院。但是，由于在同一个医疗服务市场上诸多医院之间的激烈竞争导致的压力，医疗服务的价格并没有上涨。另外，医院里的医护人员和普通员工的收入水平也大大提高了，医生的收入可能是后勤工人收入的几倍。收受红包和回扣的现象也消失了，因为雇员们不想失掉工作。

地方政府在投入资金到公共卫生领域的同时，还投入资金到社会保障项目。甚至是占总人口比例超过 90％的农村人口，也可以从地方政府的投入中，得到某种社会保障，实现一种进步。

1999 年，宿迁的医疗卫生总资产为 4.95 亿元。其中，私营部分只占 1.2％；到 2004 年，宿迁的医疗卫生总资产为 15.39 亿元，其中私营部分占 62.7％。同时，地方政府有能力投资 1780 万元建设疾病控制中心，另外投资 8000 多万元用于建设传染病控制中心。这些投入所使用的资金，来自对于以前国有公立医院的拍卖。

一个很大的问题是：这些公立医院是被拍卖的，因此，部分投资者不够理性。结果，许多医院又被拍卖第二次甚至更多次。此外，在医院的产权改制后，医院的医护人员与医院签订劳动合同，他们在这个改制中丢掉了"铁饭碗"，并且，员工们原有的社会保险连同他们原有的国有职工的身份一起被中断了。

据称，在宿迁公立医院产权改制的最初阶段，所面临的一个很大的压力是有许多人的反对。反对的人抗拒这种变化。他们曾经聚集在政府的办公大楼前表达他们的反对和愤怒。他们知道：这种改制将彻底改变他们已经习惯并享受了多年的铁饭碗制度，剥夺了他们的既得利益。

在巨大的压力面前，宿迁市政府开始拒绝媒体的采访并且将这个公立医院的产权改制行动改为"低调"进行，不再发表任何看法和信息。

在媒体的声音消失了相当一段时间后，2006 年 3 月关于宿迁市医院产权改革的新消息又出现了（黄勇，2006）。届时，135 家国有公立医院中的 134 家已经完成了产权改制行动，因而地方政府有能力投资 4 亿人民币到公共卫生领域的建设。而且，投入到公共卫生领域的这部分资金是使用了拍卖医院所得的资金的。

随着宿迁市的公立医院产权改制行动的进行，一些"游戏规则"被披露：①医院的"管办分离"。政府的职责只是监督医院的运行；医院的董事会负责医院运行方针和行动计划的批准。②公共卫生和医疗机构这两个部分已经被分开成为独立运行的"两块"。政府的投资是投向公共卫生部分，以保证这部分的良好运行；医院部分的业务运行主要靠私人资本的支持。③医疗机构中的药房部分，与医疗机构脱离，分开经营。这部分的改革还没有完成。④私营医院或者说民营医院可以得到与公立医院一样的待遇，特别是在税收方面。

对于宿迁的公立医院的产权改制行动，邹至庄教授认为宿迁的私营化行动，绝对是成功的，因为 1999～2004 年，宿迁市的医疗机构总资产达到 15 多亿元，比改制前增加了 3 倍以上。

在公立医院的产权改制行动过去 5 年后，2006 年春天，宿迁市政府对于"卖掉国有医院"的质疑声做出正式回应（Xia，2006）。市委和市政府共同发布了一个正式文件，指出要加快医院私营化的步伐，政府将为私营医院的生存创造更好的市场环境。所有的合法资本都可以进入这个市场。最重要的一点是宿迁政府承诺：对于公立医院和私营医院以同等待遇，包括在财务支持和税收方面。

宿迁的公立医院产权改制，反映出一个问题：在法律和法规没有完善的前提下，公立医院的产权改革应该设定计划，分批分期完成。既保证总体医疗机构的布局比较合理，也可以比较妥善地处理医院产权改制过程中发生的问题。避免"一拥而上"导致多个问题的集中爆发。特别是在改革有可能损害某些既得利益集团的利益时，应该提前预防将会遇到的顽强抵抗。在这一点上，我们前面讨论的 A 医院的经验是可以借鉴的。在医院产权改制行动开始之前，要先完成多方面的充分沟通，基本取得共识之后再开始行动，这样才比较稳妥。起码，要让既得利益集团意识到，改革是一种人心所向和大势所趋，反对是没有用的。

根据 2010 年 3 月 3 日新华社《瞭望东方周刊》披露的信息，2010 年颁布的《关于公立医院改革试点的指导意见》，"给宿迁重新带来了一道难题，虽然宿迁人现在还不知道这个难题到底难度几何"。"因为根据该意见，公立医院应该由政府举办。但是经历过 2000 年那次著名的改革之后，宿迁已经没有一所完全由政府举办的公立医院。""最后改制的宿迁人民医院，是全宿迁唯一由国有资本控股、没有私有资金进入的医院，另有一部分股权仍控制在地方政府手中。当初改革时各方角力的结果，给今天的宿迁一个出口；新一轮公立医院改革已经确定了'多元化办医'的原则。宿迁人民医院的国有资本控股是否会给公立医院改革提供一个全新选择？无形中，宿迁人民医院的模式已成为一次前卫的尝试。虽然新一轮公立医院改革已明确国企不能办医院，但到底何为'办'并无明确说明。"看上去，宿迁的公立医院产权改革，仍然是一个旋涡中的试点。

与宿迁的公立医院产权改制行动相呼应的、引人注意的，还有山东菏泽地区实行的公立医院产权改制。对于菏泽的公立医院产权改制行动，报道的消息多数是比较负面的（石破，2005；章功等，2005）。因为多数舆论认为，几家大型公立医院被用较低的价格出售给私人资本了。由此也产生很多猜测，有人认为在这种交易后面，一定会有灰色地带或者隐形操作。举例来说，菏泽第二医院被以 706 万元人民币的价格出售。但是此前有另外的买方曾经出价 1500 万元人民币。出高价者没有达成目的，反而是出低价者成交，又没有任何公开的解释，让人们的想象空间大增。

关于菏泽的公立医院产权改制，还有一个发生在当地最大的公立医院——菏泽市人民医院的例子。菏泽市人民医院已经被以 4000 万人民币的价格出售给一家公司。在此之前，有一家私营医院的老板，曾经出价 1.5 亿元，准备收购菏泽人民医院，没有成功。最终，又是以低价成交，人们认为这其中肯定有"黑幕"。

曾经有记者专门调查了成功购买菏泽人民医院的公司与当地政府之间签署的合同，发现这份合同中有非常令人难以置信的条款：新的老板在买断这家公立医院控制产院产权之后，不能解雇任何员工；而且，这家医院的雇员的薪金水平必须保持与产权改制之前一样的水平，不能降低。当地政府的很多部门的官员，不能或者不愿意回答任何有关新闻报道中涉及的问题。所以，报道中也猜测在地方政府与医院购买者之间是否还存在有其他的没有公布的合同或者协议。就是说在记者看到的这份合同之外，可能还有另外的"真文件"，公布于众的这份未必是真正的合同文本。

在2005年的9月，菏泽人民医院重新被当地政府购回，这是在被出售给私人资本之后，仅仅过了一年后，发生的事情。关于这次购回行动的公开的理由是：医院的雇员收入在过去的一年中比产权改制之前的收入水平下降了20%以上。而且，由于医院运行不良，在2005年7月，这家医院曾经被再次转卖给一家香港公司。医院的雇员对这种转卖表示极大的不满，对医院被转卖后实行的新的管理体制也表示极其反感。他们抱怨只有少数几个管理人员从这种新的管理体制中获利。与此形成对照的是，一部分声音认为，在医院的产权形式产生变化之后，雇员们已经明显地感觉到了什么是"市场"，感觉到了什么是人力资源管理政策的灵活性。

在菏泽人民医院被政府重新购回之后，其他三家被出售给私人资本的过去的公立医院的多数员工，开始征集集体签名，要求地方政府也重新购回他们所在的医院，让他们的医院重新拥有"国有"的产权。有员工告诉记者：我们不仅是在为工资而抗争，也是为我们的身份在抗争。毕竟在医院产权改革之前，我们是政府的雇员，我们有工伤保险和退休金。但是现在，我们的一切保障都失去了，就是因为我们失去了政府雇员的身份和国有企业的名分。

政府官员中，也有人告诉记者：公立医院的这个改革方向，绝对是正确的。因为政府应该投入更多的资金到公共卫生事业，并且医院就是应该由私人资本来运行。对于曾经出售给私人资本的医院重新被政府购回，这位官员告诉记者：

是因为医院的雇员们给了当地政府太大的压力。这些雇员们"几乎每天"都在打扰和妨碍政府的正常办公。但是，"公立医院的改革还是要进行，我们会选择一个合适的时机"。

从宿迁的公立医院产权改制的行动中，我们可能发现：随着公立医院产权改制行动的推进，至少曾经为公立医院面临的部分困难和挑战将会被逐步地根除。这种过程将会持续一段时间，期间有各个医院之间的相互竞争而导致的医院"自律"因素，也有政府的监督和管理可以通过医院的董事会的责任和监管而得到实现的原因。从某种角度，验证了"冻河模型"中对于医院产权改制有利于克服面临的挑战和困境的说法。

菏泽的公立医院产权改制的案例，揭示了一个事实：公立医院的产权改革是一个系统工程，在这个系统工程的下方，一定要有坚实的社会保障系统的支撑和对在改革中既得利益受到损害的人群的一种补偿机制。如我们前面讨论的A医院采用的"缓冲"策略，保证三年之内不解雇任何人并且不降低员工收入，对于改革是一个有效的支持，能够在一定程度上缓解人们对于"变化"所带来的恐惧和不安，使得这部分雇员至少在形式上，跟进改革的步伐。菏泽的案例也揭示了如果有太多人的既得利益在改革中受到损失，那么这个改革的推进则一定会遇到阻力和抵抗，不会走得太远。这是一种平衡，一种在改革进程中必须小心调整、小心维护的各方利益的平衡。

此外，我们还得到一种启示：国有公立医院的产权制度改革应该在严格的审计和监督之下进行，才能使得这个改革得以完成。这个改革不仅有利于中国的公立医院摆脱面临的困境和挑战，还特别有利于各地方政府将有限的财政资源，集中投入到最需要的公共卫生事业发展中，投入到建立社会保障机制的领域中。因而，公立医院的产权制度改革，应该被更好的社会保险制度所支撑，使得在改革中既得利益受到损害的人群，有起码的保障和一定的补偿。

从我们的研究案例的不完全信息中，从公开报道的宿迁和菏泽公立医院产权改制的行动中，我们试图总结出这样几点：①潜在的生存和竞争压力，能够刺激公立医院产生产权改革的动机。②公立医院的任何改革行动，都必须得到当地政府的强力支持和推动。③公立医院的产权制度改革，需要强有力的领导人物的具体操作，这个领导人物必须具备一定的政治智慧，可以在改革推进的过程中比较好地平衡各方利益。④为了保证公立医院产权改制行动的成功，医院雇员的利益应该在一定时期内被尽量保护。这种保护，需要较好的社会保障机制做支撑。⑤公立医院的产权改制对于改善医院的运行是一种有效的推进力量。⑥私营医院的生存和发展，需要公平的政策和市场环境去培育。⑦在一个合适的市场环境中，私营医院照样可以对社会福利和公益事业做出贡献。⑧中国公立医院的产权私营化，仍然是一个非常敏感的话题、一个敏感的地带，甚至是一片容易"翻船"的海域。

第八章 结 语

中国政府对于公立医院的改革,不可不谓是煞费苦心。仅仅从 2010 年紧锣密鼓地发布的若干"指导意见"和"工作安排",就可以发现这一点。2 月 11 日,卫生部等五部委联合发布《关于公立医院改革试点的指导意见》,明确提出:以公益性为核心,逐步取消药品加成;4 月 6 日,国务院办公厅印发《医药卫生体制五项重点改革 2010 年度主要工作安排》,围绕五项重点改革三年目标,提出了 2010 年度的 16 项主要工作任务,明确了牵头部门及各部门主要职责;6 月 2 日,《医疗卫生服务单位信息公开管理办法(试行)》卫生部令第 75 号,于 8 月 1 日起正式实施,要求向社会主动公开三类信息,提高医疗卫生服务的透明度,保障患者的就医知情权;6 月 17 日,国家药品监督局明确对基本药物实行全品种电子监管工作相关事宜,规定凡是生产基本药物品种的中标企业,应在 2011 年 3 月 31 日前加入药品电子监管网;10 月 9 日,工业和信息化部等三部委制定了《关于加快医药行业结构调整的指导意见》明确了结构调整目标和措施的重点内容是扶持创新及技术提升、推进并购重组、提升行业集中度;11 月 19 日,国务院办公厅印发《建立和规范政府办基层医疗卫生机构基本药物采购机制的指导意见》将基本药物的采购权统一回收到省级卫生行政部门;11 月 26 日,国务院办公厅转发《关于进一步鼓励和引导社会资本举办医疗机构意见的通知》放宽了社会资本的准入范围,鼓励多元化办医格局;11 月 29 日,国家发展和改革委员会发布了《关于降低头孢曲松等部分药品最高零售价格的通知》,决定从 12 月 12 日起,降低头孢曲松等部分单独定价药品的最高零售价格,涉及抗生素、心脑血管等十七大类药品；12 月 10 日，国务院办公厅发布《关于建立健全基层医疗卫生机构补偿机制的意见》明确基层医疗卫生机构补偿政策。

根据卫生部网站 2011 年 3 月 19 日披露的信息，为了贯彻落实全国深化医药卫生体制改革工作会议精神和国务院办公厅《2011 年公立医院改革试点工作安排》（以下简称《工作安排》），加快推进公立医院改革试点工作，卫生部和国务院"医改"领导小组办公室于 3 月 9 日在北京召开 2011 年公立医院改革试点工作会议。

会议中，国务院医改办公室主任孙志刚指出：当前"医改"进入深水区，公立医院改革是医改的重点和难点。卫生部长陈竺强调：2011 年是"医改"攻坚之年，党中央、国务院更加重视公立医院改革工作，要求加快推进和重点抓好公立医院改革工作。国务院办公厅印发了《工作安排》，对于今年公立医院改革工作做出全面周密部署。全国卫生系统、各公立医院改革试点城市必须把全面贯彻落实《工作安排》作为今年"医改"的中心工作，在全面部署的基础上，重点抓好三方面工作。一是在试点城市推进"四个分开"、分工协作机制、医院内部人事和收入分配机制等重大体制机制改革综合试点，力争有所突破，形成经验。二是以提高能力、加强协作、转变机制为重点，优先发展县级医院，推进县级医院综合改革试点。三是在改进群众就医服务、控制医药费用、加强医疗质量安全三个方面推行一系列惠民便民措施，让群众尽快得到实惠。陈竺部长说："要正确认识公立医院改革的长期性、艰巨性和复杂性，尽力而为、量力而行。"

卫生部党组书记张茅同志也在会议中强调：党委政府高度重视、部门密切配合是公立医院改革的重要保障；统筹规划资源，实行全行业属地化管理是公立医院改革的重要内容；增加政府投入、调整医疗服务价格、实行支付方式改革是维护公益性的重要机制；分步实施、加强检测评估、试点探索是公立医院改革的重要策略；让群众得到实惠、医务人员受鼓舞是改革的基本原则。今年公立医院改革要以县医院改革为突破口。县医院覆盖 70％的人口，是我国医疗卫生服务体系的薄弱环节，在统筹城乡发展中处于枢纽地位，是县域经济社会发展的重要保障。同时，县医院与城市三甲医院相比矛盾相对简单；县党委政府具有很强的执行力，优先推进县级医院综合改革具有有利条件。

同期，由人民日报社和人民网与卫生部新闻办公室联合主办的人民网卫生频道发布消息（人民网，2011）：国务院"医改办"宣布"今年医改主攻公立医院改革试点"，指出"基本药物制度实施后，基本药物平均价格下降30％左右，价格敏感性较强的农村群众对医改成效感受较为强烈；目前，我国基层以药养医的问题正在逐步得到解决，今年继续解决县医院以药养医的问题，为公立大医院的改革提供经验；新的招标采购办法治理'药价虚高'开始起作用，药品质量也得到了保证，群众得到了实惠"。同时，发问："今年是医改攻坚年，老百姓的看病负担何时能减轻？公立医院改革何时直面以药养医机制？基本药物的招标价格是不是'虚低'？"

从上述信息，可以看出：政府在未来"医改"的发展中，总体思路仍然是加强集中控制，试图以"全国一盘棋"的方式解决问题。"主流媒体"也仍然将问题焦点，对准公立医院和药物招标等微观层面。

但是，综合我们在本书中的各种信息分析、案例研究、问卷调查和国外"医改"经验的借鉴，我们尝试得出以下结论。

1. 我国"医改"，需要改变"一刀切"的思路

无论从我国医改的历史发展经验，还是从对国外经验的借鉴上来看，中国在"幅员辽阔"、经济发展不够均衡的国土上，要完成卫生部部长陈竺所说的具有"长期性、艰巨性和复杂性"的公立医院改革，可能需要改变"一刀切"的思维模式；要允许各地根据自身的发展状况和具体问题，制定适合各地情况的策略和行动计划。当然，任何地方的策略和行动计划，要在获得中央政府的批准之后才可以执行。这样，从客观上来看，仍然可以保持"一盘棋"，但却是可以"下活的一盘棋"。

实践经验已经在某种程度上证明了：在现行的管理体制下，政府不可能以"一刀切"的模式，解决中国公立医院面临的全部困境和挑战，包括"看病难、

看病贵"。虽然政府已经在过去的几年中尽了很大的努力,发动了很多次"战役",效果却不是很明显。从经济合作与发展组织(OECD)成员国家的"医改"经验和结果来看,各地也需要针对各自的经济发展、人口特点、民族特点、疾病分布以及其他因素所导致的差异而特别制订实施方针和行动计划,包括公立和私营保险的比例以及多重补充项目的调节等,才可能实现相对意义上的公平,保证对于必要的医疗服务的供给和获得性方面的相对平衡。

此外,从世界主要地区和国家的发展轨迹来看,医改都是一个持续进行的、漫长而艰巨的任务,不可能在一朝一夕中得到各方都满意的结果。即使是在OECD国家之间采取的同样的医改措施,在不同的国家和地区,其结果也可能是完全不同的。这些差别可能是与各国的经济发展、人口特点、民族特点、疾病分布以及其他因素相关。

2. 缺乏全盘统筹的"突破口"可能是欠妥当的

如卫生部党组书记张茅同志所强调的:2011年公立医院改革要以县医院改革为突破口。县医院覆盖我国70%的人口,是我国医疗卫生服务体系的薄弱环节,在统筹城乡发展中处于枢纽地位,是县域经济社会发展的重要保障。同时,县医院与城市三甲医院相比矛盾相对简单;县党委政府具有很强的执行力,优先推进县级医院综合改革具有有利条件。

但是,上述提法对于城市中三甲医院和为数众多的二甲医院所面临的多重挑战和巨大困境,仍然没有显示出突破性的发展思维;而且,为了在医疗服务定价偏低的情况下,扩大医疗服务范围以增加总体收入(这种范围的增加,是指技术等级和业务范围),各地越来越多的医院还在争取升级成为三甲医院,现有三甲医院正在扩大经营规模和范围。也许,统筹考虑县级医院和城市中三甲(包括二甲)公立医院的整体格局,同时找到"突破口",更加有利于"医改"的整体推进和顺利完成,防止"按下葫芦浮起瓢"的现象发生。在这一点上,确实需要政府的统筹,统筹制定政策法规、统筹行动。除公立医院统筹格局所需要的医院之外,其他全部公立医院逐步推行产权制度改革,以股份制或社会资本购买的方式，分期、分批完成。由于股份制还是公有制的一种形式，在现阶段被广泛接受的可能性更大。

3. 制度的进化有助于向多重目标的同时推进

目前提出的"让群众得到实惠、医务人员受鼓舞是改革的基本原则"的总体目标，是一个需要从制度的进化角度去思考、去设计的大目标。"群众得到实惠"，不一定是进一步降低药品价格、降低医疗服务价格就能实现的（且不讨论这样做对于药品生产企业和医疗机构带来的负面影响）。关键是要解决在看病时，谁支付医疗费用、患者自己支付多大比例等问题。所以，医疗保险制度的进一步完善，包括政府对于低收入人群、老龄人口和残疾人的医疗保险项目的设计和实施（如本书第三章中所讨论的美国实行的相关项目，以及综合对比加拿大、芬兰和 OECD 国家的医改的发展经验来设计中国的医改蓝图），可能才是真正从长远意义上解决"看病贵"问题的关键所在。

对于同时实现"医务人员受鼓舞"这个目标，同样需要在现有的制度上，进行大刀阔斧的改革。其中，最为关键的是要允许体现医务人员工作价值的薪酬激励机制出现（在现代社会中，强调为民众服务与相对高薪并不矛盾）。保留少数公立医院的医务人员的收入待遇由政府制定；其他医院的医务人员激励机制的建立，同样需要各地根据医疗服务市场的供给与需求的不同情况制定不同的方案。在这方面，公立医院产权制度的改革，可能是一条可行的路径：由各个医院的董事会根据各个医院的具体发展规划，制定薪酬待遇标准分别吸引一般专业人员和临床业务专才。这样做，政府的总体管理负担和成本降低了，具体措施的针对性加强了，医院运作的效率可能也会提高。本书第四章中所讨论的案例，对于这一点似乎也已有所验证。

4. 社会保障机制是医改全面推进的基石

从对其他国家的社会保障和医疗保险体系的观察，我们可以看出：一个广泛覆盖并且既能真正给人民提供安全感、又能刺激改善社会经济运行效率的制度设计，是社会保障和医疗保险体系中最为关键的因素。其中需要涵盖对于个人疾病、过早的死亡、过低的退休后收入、健康状况不佳、失业、财产风险带来的直接损失或间接损失、债务风险、贸易风险，以及其他风险［如遇到犯罪风险（抢劫/行窃）、工伤、海外损失（政治动荡/恐怖袭击）、政府政策法规变动等］等一系列的风险因素，才能够给予国民以相对的安全感，才可以称之为一个相对完善的社会保障和医疗保险体系。而社会保障和医疗保险体系的建设和完善，已经完全超出了卫生部门能够掌控的范围。可喜的是，我们已经看到了中国政府的努力以及由政府的努力而得到的初步成果。虽然，我国的社会保障和医疗保险体系还处于雏形，需要逐步强化和进一步完善，但是，毕竟已经向前迈进了。

5. 保持医院的公益性，不必要保留如此之多的公立医院

目前的很多提法和做法显示：似乎只有保留全部的公立医院，由政府继续增加投资，才是体现政府责任和保持医疗服务"公益性"的唯一出路。实际上，事实显示，无论公益性也好，为人民服务也好，与医院产权的形式或者说与保留多大比例的公立医院，并没有实际关系。事实上，我们也常常看到现有的公立医院中存在效率低下（这种"低下"不是与医护人员的工作量相关的），浪费严重甚至是欺诈。这些医院中存在的负面现象，与监管机制和监管是否到位有关，有绝对的"相关性"。政府的责任是设计整个社会保障（包括医疗保险）和医疗服务体系，建立、健全公共卫生系统，强化对全部医疗机构的监管和从业人员资质的掌控。而不应该直接投资于如此之多的公立医院。从对其他国家"医改"和现行体制考察的结果，我们也会发现这一点。

本书所讨论的几个案例也许可以提示：民营医院要想在市场上生存和发展，特别是与公立医院形成竞争，必须要有更好的社会形象，提供更好的服务，更好地满足市场需求。所以，从事更多的公益活动，为社区发展出力，是民营医院展现自我的一个好机会，是一种"活动广告"。因而，民营医院一定会更加积极地响应政府的号召，参与公益活动。甚至在政府没有号召时，也想方设法地做一些公益活动。此外，市场竞争的压力，也使得民营医院不得不尽力做到更

好、更有公益性、更加"为民众着想"。

6. 产权多元化是增加供给、摆脱公立医院困境的出路

中国公立医院的产权多元化包括股份制和民营化，这是一个增加医疗服务供应、满足社会需求和改善医疗服务质量及效率的有效途径。虽然目前的新医改方案中，只提到鼓励社会资本进入医疗市场，并没有明确地提出公立医院的产权改革，但是无论如何，在合适的时间，都应该重新启动公立医院的产权改制行动：仅保留部分大医院和教学医院作为公立医院并由政府继续给予财政支持，其余的医院应该逐步被改革成为股份制或者民营医院。只有在政府放弃对公立医院的投入和具体管理的功能之后（按照规划在各地有计划地保留几所由政府财政支持的公立医院），才有可能将集中有限的财政力量，投入到公共卫生体系的建设和维护、建立和运行针对低收入人群和老龄人口及残疾人的医疗保险项目、监督全部医院（包括公立和民营医院）的服务质量和运行规则之中去，以保证医院的运行遵守规章制度、健康教育和其他政府应该做的事情。

同时，按照"冻河模型"的诠释，只有在产权发挥了应有作用的时候，才可以与社会保障机制一起，成为政府政策的"中介变量"，有效地传递政府政策的影响力，并发挥自身的影响，协同解决医院面临的其他挑战和困境，包括人力资源管理体制的滞后、医疗服务定价的不合理、医院的投资或补助短缺、营利还是非营利模型运行、内外部管理因子的协调问题以及医患关系的问题。

7. 产权多元化的进程需要政治智慧加以平衡

在医改推进的过程中，无论多么贴近实际、有助发展的规划，都要依靠各级带头人的政治智慧，保持各方平衡地、谨慎地向前。最重要的是要辨别在改革措施的实施中哪些人或者哪些团体的利益将受到哪种损害，并提前制定临时的或长期的措施，加以"中和"、"缓冲"；要让大多数人看到改革的必要性和紧迫性，要尽量保证大多数人对于改革规划的理解和支持，同时尽可能地避免更大范围的既得利益受到损害，争取更多人的支持。因而，在统筹规划之下的分

步推进、分批解决是必需的。这种改革推进步骤的设定，决定了目标的可接近性有多大。

8. 观念的改变是改革得以推进的保证

从近期政府发布的信息来看，"私营"、"私营化"、"私立医院"和"产权改制"等，在目前的医改进程中可能还是非常敏感的词汇。因为我们看到在近期政府发布的信息中以"社会资本"取代了上述词汇的使用。国有企业的资本，不允许进入医疗机构领域；其他的"社会资本"的具体含义又是什么？要实行更加实用和贴近现实的"医改"，首先要实现观念的转变，这是一个需要政府和公众舆论引导的观念转变。因为我们的改革开放，已经进行了30多年；因为我们的政府，在经济改革取得伟大的成果之后，提出了社会其他领域的改革目标；因为新的政治经济发展目标，需要更新的观念作为引领。

我们期待着：期待观念的转变，期待我们的国家发展得更好、社会更加安定和谐、人民更加富足快乐。而公立医院的改革出路与这一切，都有必然的关联。正如我们在"冻河模型"中所讨论的那样：最紧要的，是进一步强化社会保障（包括医疗保险）和医院产权对于医院管理体制应有的作用，让整个"医改"成为社会制度整体进化过程中的一个环节。所以，我们也期待，政策的制定者和一切关心公立医院改革出路的人，共同思索本书提出的观点，共同将公立医院改革的蓝图描述得更加清晰、可行，以此缩短"摸索"的路程，降低付出的社会代价和社会成本，完成我们国家发展历程上的又一个壮举。

以上结论，源自本书中所引用的实例、所讨论的理论和问题。这些结论，几乎都是需要政府从宏观思维或者制度进化的角度加以改进和设计的，其中包括：我国"医改"中，需要改变"一刀切"的思路；"医改"推进过程中，缺乏全盘统筹的"突破口"可能是欠妥当的；制度的进化有助于向多重目标的同时推进；社会保障机制是医改全面推进的基石；保持医院的公益性不必要保留如此之多的公立医院；医院产权多元化是增加供给摆脱公立医院困境的出路；产权多元化的进程需要政治智慧加以平衡，观念的改变是改革得以推进的保证。

在此基础上，对中国公立医院未来改革的图谱中，老百姓或者说"人民"在观念和思维上应该做出的改变，以协同推进"医改"的进程的几个方面，我们尝试做出"展望"。

首先，百姓从观念上接受了这样的事实，即医疗卫生体系的改革与社会保障项目是一个密不可分的整体。所谓医改，是一项漫长复杂的"系统工程"，任何国家在任何时期都会面临需要改革的具体事项和内容。在"医改"这个问题上，急躁、指责、采用"大跃进"或"战役"的解决思维或方式是无济于事的。最关键的一点，是百姓接纳了大部分城市中公立医院的产权被股份制改造或者改变为私营产权这样的事实。经营不好的医院，接受其破产的现实。也理解了医疗卫生服务的供给，本身就不可能是"免费午餐"，即使是在发达国家中具有医疗保险的人群，也不可能无限制地使用医疗资源。此外，"花钱买平安"似乎更应该体现在：没有病时就参加医疗保险。

其次，百姓与"舆论"接受这样的事实：在公立医院产权改制的基础上，大幅提高医护人员的工作报酬，特别是仍然在教学医院和公立医院工作的医生和护士们的工资待遇，至少要比当地的其他职业的平均工资高出 3～5 倍。笔者写到这里，不由得想到一件事：20 多年以前，在有人讨论中国的教育制度和高考模式需要改革时，本人暗忖"与我的生活太遥远"。可是似乎并没有多久，自己就遇到了如何在这个教育制度下既保证自己的孩子健康成长，又要让他不至于游离于教育制度外太远的难题……医疗行业是永远的"朝阳行业"，我们每个人的生和死都离不开医院。这个行业里的一切变化，都与社会上的每个人密切相关：今天或者以后。我们已经习惯了明星演唱会拿天价报酬、见多了一些垄断行业利用所掌握的资源拿真正的高薪。医生和护士，他们的工作与人们的健康相关，让他们像全世界其他地方的同行一样，领取社会上相对的"高薪"以提高我们每一个人在某个时候都有需要的医疗服务的水平，有什么不可以接受？百姓从观念上接受医护人员的相对"高薪"，是"医改"获得成功所需要的观念的转变中极为关键的一步。

最后，医改的成功推进，还与全国百姓在很多观念上的转变密切相关，包括缴纳医疗保险或者社会保障的费用，在不使用时并不认为是"亏"了；不认为有病时进了医院就一定得康复（现代医学还不能做到治愈所有的疾病；医生只能在一定程度上缓解病情或者在某些疾病上给予效果比较好的治疗），甚至改变感冒时要到医院"挂水"的做法（真正的感冒，只要保证身体需要的营养和水分、充足休息防止并发其他疾病，就可以在1～2周内康复），等等。

既然医改是一个需要从制度进化和观念转变两方面"双管齐下"的系统工程，既然有这么多需要政府和老百姓都转变观念和思维模式才能推进医改的问题，那么医改就一定是一个漫长的过程，是一个持续不断，但是需要保持各方平衡的进程。谁都不能断言中国的公立医院改革，究竟可以在多少年内"完成"，因为随着经济的不断发展，人们对于医疗服务的供给和医疗服务质量的追求，是无止境的；况且全世界的发达国家的"医改"，都在持续进行。中国今天面临的困境和挑战，可能恰恰是发达国家在十几、二十几年之前所面临的同样的困境和挑战。中国公立医院的改革，未来的成功之路，从这个角度上讲，与政府有关，与全国人民的观念改变以及观念改变之后所形成的"舆论环境"，也是密不可分的。

参 考 文 献

白剑锋.2009－06－29.医生遭遇"黑色六月"五起"医闹"事件血溅白衣.人民网卫生频
　　道.http：//medicine.people.com.cn/GB/9546463.html

白剑锋.2011－04－14.解剖过度医疗：过度医疗猛于虎.人民日报

蔡如鹏.2008－07－07.40万人放弃行医医生收入是高还是低？中国新闻网.http：//
　　www.chinaews.com/jk/kong/news/2008/07－07/1304319.shtml

蔡蕴琦，刘大颖，刘小卉.2005－10－14.医疗价格调整遭遇来自医院和患者两方的梗阻.
　　http：//finance.sina.com.cn/g/2005/014/09502033600.shtml

曹海东.2005－07－21.宿迁医改五年激变.南方周末

陈里予.2005－09－06.专家称95％公立医院按营利性商业模型运营.新闻晨报.http：//
　　news.sina.com/c/2005－09－06/024168683945.shtml

程刚.2005－08－25.专家建议立法规范医疗秩序改善医患关系.中国青年报

崔洁，肖水金，顾丽娟.2009－02－18.医生拿回扣：发现难处理更难.检察日报

董伟.2006－01－02a.谁该为贫困危重病人的救治负责.中国青年报-中青在线

董伟.2006－01－11b.中国卫生部指出：公立医院的定位出错.中国青年报

董伟.2009－06－29.南平医闹事件是是非非.中国青年报

方鹏骞.2010.中国公立医院法人治理及其路径研究.北京：科学出版社.195～200

冯雪梅.2005－08－27.医患关系为何如此紧张.中国青年报

冯正军.2005－01－24.长沙30亿元大造医院.第一财经日报

傅剑锋，赵蕾，杨涛等.2006－01－12.药商自曝药价虚高内幕.各方专家点评.南方周末

葛江涛.2011－03－07.反医闹行动未缓解医患关系委员称源于多闹多得.新华社·瞭望新闻
　　周刊

耿兴敏 . 2010 - 02 - 08. 新医改：让公立医院回归公益春天 . 中国妇女报 . http：//www. china -
woman. com

郭松民 . 2005 - 08 - 26. 靠警察进驻医院解决医患纠纷？中国经济时报 . http：//
opinion. people. com. cn

韩乔 . 2005 - 12 - 18. 发改委要求降低大型医用设备检查治疗价格，新华社 . http：//
stock. stockstar. com/QJ2005122810127876. shtml

胡非非，蒋隽 . 2006 - 04 - 13. 物价局：市二医院做法不对 . 信息时报

黄浩苑，邱明等 . 2010 - 12 - 24，中国新型农村合作医疗参合率已达 95％. 新华网广东频道 .
http：//www. gd. xinhuanet. com

黄勇 . 2006 - 03 - 23. 江苏宿迁首次回应卖光式医改 . 中国青年报

贾晓宏 . 2007 - 11 - 26. 北京 21 家医药公司因商业贿赂被曝光 . 北京晚报

黎昌政 . 2011 - 02 - 25. 媒体称过度医疗成因复杂建议改革收入分配制度 . http：//
news. sina. com. cn/c/2011 - 02 - 25/163822015551. shtml

李飞云 . 2011 - 02 - 25. 网贴浙江 200 余名医生"拿回扣"卫生厅介入调查 . http：//
www. chinanews. com/sh/2011/02 - 25/2869024. shtml

李立志 . 2010 - 06 - 09. 广州首例职业医闹打砸医院遭获刑 . http：//www. lnnews. net/html/
2010/06/09/120784. html

李立志，邱端贤 . 2004 - 09 - 09. 广州国有医院首次卖给民企 . 广州日报大洋网

李芃 . 2011 - 01 - 24. 上海医改十年：产权、资本再求突破 . 21 世纪经济报道

李岫芬，榕警 . 2009 - 09 - 11. 福州首次刑拘职业"医闹"抽赔偿款 30％当报酬 . 东南新闻网

李少华 . 2006 - 12 - 25. 医院全体医生护士为安全戴钢盔上班 . 广州日报

廖怀凌，徐平鸽 . 2006 - 02 - 13. 吴孟超：医患关系紧张不能全怪医生 . 金羊网 . http：//yc-
wb. com

廖卫华 . 2005 - 07 - 19. 北京海淀 22 家医院与卫生局脱离行政关系 . 新京报 . http：//
news. sina. com. cn

林涌浩，周宇强 . 2010 - 08 - 28. 拒收红包拒绝回扣 . 南方日报

刘若南，程海涛，廖素冰，等 . 2005 - 08 - 22. 民营医院的市场迷思 . 新世纪周刊 . http：//
forum. fechweb. com. cn

刘小卉，石小磊. 2005 - 08 - 13. 江苏医疗服务价改方案出台. 扬子晚报

栾微，张智威. 2010 - 09 - 13. 哈尔滨出现"职业医闹"团队月入达数千元. 黑龙江晨报

罗昌平. 2004 - 06 - 15. 上海一线医师薪金调查低收入迫使年轻医生转行. 新京报

罗小光，2010 - 02 - 25. 揭秘重庆职业医闹市场分工严密专人看管道具. 重庆晨报

马晓华. 2005 - 12 - 02. 医生为550天价医疗费辩解：没红包吃什么？第一财经日报

梦炫. 2011 - 03 - 14. 温家宝总理：政治体制改革是经济体制改革的保障. 中国网新闻中心.
   http：//www. china. com. cn/2011/2011 - 03/14/content_ 22134183. htm

潘瑞锴. 2005 - 04 - 22. 医院为省钱重复使用高压针筒可能传染多种疾病. 南京晨报

彭兴庭. 2006 - 03 - 14. 医生合法收入偏低高薪养医是激励机制的矫正. 东方早报

人民网. 2011 - 04 - 07a. 国务院医改办：今年医改主攻公立医院改革试点. 人民日报. http：//
   politics. people. com. cn

人民网. 2011 - 04 - 14b. 医生称部分癌症病人死于过度治疗. 人民日报

石破. 2005 - 08 - 31. 菏泽医改经受成败拷. 南风窗

时豹，吴鑫. 2009 - 07 - 28. "医闹"拿钱帮忙捣乱，维权还是犯法？扬州时报. http：//
   www. yznews. com. cn

苏敏. 2005 - 12 - 13. 我国60%医疗费来自个人一年收入难付一次住院费. 中国青年报

孙洪磊. 2005 - 10 - 31. 落价降了十七次收效不明显，发改委解读看病贵现象. 新华网

孙炯，季风. 2011 - 02 - 18. 上海新华医院的刀光血影. 南都周刊

唐贵江，2006 - 01 - 17. 广东副省长严词斥责乱收费医院良心何在. 中国新闻网

陶颖. 2011 - 04 - 15. 北京市人保局：看病负担将获政府医疗救助. 法制晚报. http：//
   www. jfdaily. com

田野，江大红. 2009 - 03 - 06. 医院不是卖药的. 药价不降公立医院改革是徒劳. 中国青年网

王慧. 2011 - 04 - 22. 医疗体制面临挑战成就保险发展机遇. 中国保险报. http：//
   www. hetz. gov. cn

王立东. 2008 - 04 - 23. 将公立医院按公益、赢利、慈善三大类重新定位深化医疗体制改革.
   人民网

王民，李俊义. 2006 - 03 - 01. 河北顺平：71名医生吃回扣法律定性惹人关注. 检察日报

王世玲. 2010 - 04 - 13. 执行药品差价缺口30亿. 21世纪经济报道. http：//www. 21cbn. com

王延中.2007-10-06.中国社会保障十年发展述评.http：//www. sociology. cass. cn/shxw/xstl/xstl37/P020070921344096877154. pdf

王研,张钦,罗博.2010-11-02.滥用医保卡骗保现象日益严重,监管环节存在漏洞.新华网

王卓铭.2011-04-12.强生行贿手法曝光,未公开记录或牵涉中国市场.21世纪经济报道

王卓铭,张旭.2011-07-02.卫生部整治医药商业贿赂各省可能将建黑名单.21世纪经济报道

卫生部.2004.卫生部政府信息公开专题：卫生统计.http：//www. moh. gov. cn/publicfiles//business/htmlfiles/zwgkzt/pwstj/index. htm

魏铭言.2006-02-11a.卫生部将推双向转诊制居民看病先进社区医院.人民网

魏铭言.2006-03-06b.卫生部：收入与诊疗费用挂钩严惩医院医生.新京报

魏铭言.2006-08-24c.卫生部出台意见：新建小区须建社区医院.新京报

温蒿.2011-06-02.全国60%地区7月起试点城镇居民社会养老保险.新京报

文静,代峥.2006-01-04.发改委掀药价新政三板斧降到百姓不说贵为止.21世纪经济报道

吴冰.2010-12-20.珠海查处商业贿赂：9家公立医院药剂科主任落马.人民网.http：//politics. people. com. cn

吴宏林.2005-12-14.宁夏医患关系调查社会反响强烈.宁夏日报

吴鹏.2010-11-18.卫生部：医生收受贿赂数额较大可吊销执业证书.新京报

吴跃强.2011-03-21.刷医保能买日用品药店被罚一万元.南昌新闻网.南昌晚报.http：//www. ncnews. com. cn

武少民,陈欣,刘京京.2007-05-29.患者抱怨医德缺失医生呼吁政府补贴.生命时报

肖树臣.2005-10-21.河南省长痛批某些医院片面追求经济效益.工人日报

新华网.2011-03-07.五项改革任务并进：2011年公立医改试点工作安排出台.http：//news. xinhuanet. com/politics/2011-03/07/c_121159518. htm

许黎珊.2007-12-05.专家：打破公立医院垄断是"医患冲突"治本之道.人民网

杨益.2006-01-22.长春将把缓解医患关系作为各医疗单位工作重点.新文化报

曾亮亮.2005-06-10.第十七次降价药品：会不会又是"空降"? http：//health. sohu. com/20050610/n225891673. shtml

曾亮亮，刘翔霄，武严妹等．2007－05－21.23 次药价下调，百姓能得实惠吗？经济参考报．
http：//finance. stockstar. com

张黎明．2004－12－09，公立医院产权改革暂不是重点．北京晨报

章功．2005. 菏泽："一刀切"模式的远虑与近虑．人民网

赵棣．2006. 公立医院产权形式多元化是中国医疗体制改革的突破点．中国卫生经济，
25（7）：7～10

赵棣，Nelson A，闫丽梦．2007. 公立医院产权形式多元化是未来的发展趋势．中国卫生经
济，26（8）：27～30

赵棣，Nelson A，Virginia T. 2010. "冻河模型"与中美医疗市场政府干预机制比较．中国医
院，14（6）：22～24

赵鹏．2011－06－02. 北京男性满 60 岁女性满 55 岁可领养老金．新京报

赵新星，曹斯．2010－08－15. 病人没钱却不得不治医院兼当慈善角色倒苦水．南方日报

郑焰，朱国栋．2004－12－02. 公立医院改制冲突打破公立垄断是大势所趋．瞭望东方周刊

中山大学．2005. 市场化背景下的中国医院变革．广州：南方日报出版社

中山大学，南方周末报社．2006；医改的困境与出路．广州：南方日报出版社

中山大学，南方周末报社．2007. 公共卫生的机遇与挑战．广州：南方日报出版社

中山大学，南方周末报社．2008. 医改的回顾与展望．广州：南方日报出版社

周俏春．2006－03－27. 四川整治医疗腐败："我们反腐是要来真的"．瞭望东方周刊

周婷玉，黎昌政．2011－05－15. 中国医院协会称全国 90％县级医院负债经营．新华网

周熙东．2007－11－08. 医生的灰色收入存在就是合理的．中国中医药报

周兆军．2011－03－09. 中国迈向"全民医保"基本医疗保障已覆盖 12.6 亿人．中国新闻网．
http：//www. chinanews. com/

朱桂林．2006－05－25. 两百医护人员"拒绝红包回扣"大签名．http：//news. sina. com. cn/
c/p/2006－05－025/15429967483. shtml

朱万里．2005 年 11 月 9 日．期待激励机制院长拒绝 59 岁现象．http：//www. business. sohu. com

朱玉．2006－01－07. 高强：卫生部要求各地建立平价医院或平价病房．新华网

左砚文．2004－04－22. 副省长申明医疗行业铁律"红包医生"永久下课．楚天都市报

Anderson G F. 2005. Health spending in the united states and the rest of the industrialized world. health Affairs，24（4）：903～914

Anderson G F，Hussey P，Frogner S，et al. 2005. Health spending in the United States and the rest of the industrialized world. Health Affairs，24（4）：903～914

Barbetta G P，Turati G，Zago A. 2004. Behavioral differences between public and private not-for-profit hospitals in the italian national health service. Working Paper Series of Universit a Deglistudi Di Verona

Barzelay M. 1992. Breaking Through Bureaucracy：a New Vision for Managing in Government. Berkeley，CA：University of California Press

Bennet S，Dakpallah G，Garner P，et al. 1994. State mechanisms to influence private health provider behavior. Health Policy and Planning，9：1～13

Berman P. 1995. Health Sector Reforms in Developing Countries. Boston：Harvard University Press

Berman P，Rose L. 1996. The role of private providers in maternal and child health and family planning services in developing countries. Health Policy and Planning，11（2）：142～155

Blumenthal D. 2001. Controlling health care expenditures. New England Journal of Medicine，10：766～769.

Buse K，Walt G. 2000. Global public-private partnerships. Part I. A new development in health? Bulletin of the World Health Organization，78（4）：549～561

Cameron L E. 2001. The role of the board in assuring auality and driving major change initiatives-Part 1：maintaining organizational integrity. Group Practice Journal，1001：（50）：13～20

Carmen DeNavas W. 2008. Income，poverty and health insurance coverage in the United States：2007. U S Census Bureau. www. census. gov/prod/2008pubs/p60 - 235. pdf

Chang A L，Huang F H，2004 - 03 - 26. Gao qiang：China will develop multi-level medical services. http：//www. sina. com. cn

Chang H H，Cheng M A 2004. Hospital ownership and operating efficiency：evidence from Taiwan. European Journal of Operational Research，Amsterdam：Dec. 1，159（2）：513

Chow G C. 2002. China's Economic Transformation. Oxford：Blackwell Publishers，212，213

David M C. 2000. The changing hospital industry：comparing not-for-profit and for-profit institutions. In：National Bureau of Economic Research Conference Report. Chicago：University of

Chicago Press

Docteur E, Oxley H. 2003. Health-care systems: lessons from the reform experience. OECD Health Working Papers, No. 9, OECD Publishing. Doi: 10. 1787/865047648066

Douglas S. 1999. Comparing hospital quality at for-profit and not-for-profit hospitals. NBER (National Bureau of Economic Research) Working Paper Series. http: //www. nber. org/papers/w7324

Douglass C N. 1990. Institutions, Institutional Change and Economic Performance. Cambridge: Cambridge University Press. 3~5, 8, 11

Fang J. 2006 - 04 - 12. Focus on cheating of medical insurance in Anhui infectious hospital. http: //www. sina. com. cn

Fan G R. 2004. China Hospital Reform Under Market Economy: the Exploring to Hospital Management Company. Guang Zhou: Nanfang Daily Press

Florence E. 2001. Hospital governance and incentive design: the case of corporatized public hospitals in Lebanon. World Bank Research Project Paper

Gaumer G. 1986. Medicare patient outcomes and hospital organizational mission. *In*: Gray B H. For-profit Enterprise in Health Care. Washington D C: National Academy Press, 354~384

GCC Reporter. 2004 - 08 - 17. 400 hospitals devise MBO; 60 billions US dollars trying to entry these hospitals. Globe Commercial Comments

Gold M, Achman L, Verdier J. 2003. The Medicare Preferred Provider Organization Demonstration. Washington: AARP Public Policy Institute

Grabowski D C, Hirth R A. 2002. Competitive spillovers across non-profit and for-profit nursing homes. Journal of Health Economics, 818: 1~22

Gray B H. 1986. For-Profit Enterprise in Health Care. Washington DC: National Academy Press

Gregory P R, Stuart R C. 1992. Comparative Economic Systems. Houghton: Houghton Mifflin Company.

Greif A. 1994. Cultural beliefs and the organization of society: a historical and theoretical reflection on collectivist and individualist societies. Journal of Political Economy, 102: 943

Guo Y K. 2006 - 04 - 12. Hospitals cheating to medical insurance together with patients. CCTV

News Investigation

Ha N T, Berman P, Larson U. 2002. Household utilization and expenditure on private and public health services in Vietnam. Health Policy and Planning, 17 (1): 61~70

Hartz A J, Krakauer H, Kuhn E M, et al. 1989. Hospital characteristics and mortality rates. New England Journal of Medicine, 321: 1720~1725

Henry J K. 2002. Foundation/health research and educational trust. Employee health benefits: annual survey (Menlo Park, 2002. Calif. : Kaiser Family Foundation, September) http: // www. aappo. org

Hirth R A. 1999. Consumer information and competition between non-profit and for-profit nursing homes. Journal of Health Economics, 18: 219~240

Huang C. 2004. A conceptual study of the objective model and institutional system for shanghai's "Three Medical Care" integrated reform up to 2010. Shanghai Jiaotong University

Hurst J, Siciliani L. 2003. Tackling excessive waiting times for elective surgery: a comparison of policies in twelve OECD countries. OECD Health Working Paper (Paris: Organization for Economic Cooperation and Development) .

Hurwicz L. 1996. Institutions as families of game forms. Japanese Economic Review, 47: 13~132

Kavilanz P B. 2009. Underinsured americans: cost to you. CNN Money. http: //money. cnn. com/2009/03/05/news/economy/

Keeler E B , Rubenstein L V, Kahn K L , et al. 1992. Hospital characteristics and quality of JAMA. 268: 1709~1714

Sunita K, John N, et al. 1992. Privatization: Lessons of Experience. Washington DC: World Bank

Krugman P. 2006. The health care crisis and what to do about it. The New York Review of Books, 53 (5): 1~16

Lake T, Gold M, Hurley R, et al. 2000. Health Plans' Selection and Payment of Health Care Provider. Washington D C: Medicare Payment Advisory Commission

Leah R, Estes C L, Grossman. B R 2009. Social Insurance and Social Justice. New York:

Springer Publishing Company

Leslie E, Hermalin B E. 2001. Hospital governance, performance objectives, and organizational form. NBER (National Bureau of Economic Research) Working Paper Series. http: // www. nber. org/papers/w8201

Levit M H. 2004. Healthcare spending rebound continues in 2002. Health Affairs, 23: 147~159

Liu Y C. 2005 - 07 - 06. The road of China social medical insurance. http: //finance. sina. com. cn

Liu Y L, Berman P. 2006. Health care in China: the role of non-government providers. Health Policy, 77: 212~220

Marchildon G P. 2005. Health Systems in Transition: Canada. Copenhagen, WHO Regional Office for Europe on behalf of the European Observatory on Health Systems and Policies. 7 (3): 39~54

Marmor T, Schlesinger M, Smithey R. 1987. Nonprofit Organizations and Health Care. The Nonprofit Sector: A Research Handbook. Conneticut: Yale University Press

Martin G, Vogt W B. 1999. Antitrust and competition in heathcare markets. NBER (National Bureau of Economic Research) Working Paper Series. http: //www. nebr. org/papers/w7112

Martin M K, Judith H. 2002. Hospitals in a Changing Europe: The Significance of Hospitals (An Introduction) . Philadelphia: Open University Press. Buckingham. 3, 121

Masahiko A. 2001. Toward a Comparative Institutional Analysis. Cambridge: The MIT Press

Moore M H. 1996. Creating Public Value: Strategic Management in Government. Cambridge, MA: Harvard University Press

Mossialos E, Dixon A. 2002. Funding health care: an introduction. Funding health care: options for Europe. Buckingham: Open University Press. 1~30

Mossialos E, Le Grand J. 1999. Health Care and Cost Containment in the European Union. Brookgate, Vt: Ashgate Publishing Company

Nelson R. 1994. The co-evolution of technology, industrial structure, and supporting Institutions. Industrial and Corporate Change, 3: 47~63

Niu Z Q, Xv Y Y, Cai Y X. 2005 - 08 - 03. Price of medicines far away from reasonable line: eight problems and advice. China Medical and Pharmaceutical Economy Research Center. http: //www. ccper. org/

North D. 1990. Institutions, Institutional Change and Economic Performance. Cambridge: Cambridge University Press

NQF (National Quality Forum) . 2004. Hospital governing boards and auality of care: a call to responsibility. http: //www. qualityforum. org

Ou Z T. 2004 - 06 - 07. Anhui government will allow trustee to state-owned hospital. http: //www. sina. com. cn

Patricia D. 2001. Health Governance in Europe: The Case of the National Health Service. Centre for the Analysis of Social Policy. University of Bath, UK

Pauly MV. 1998. Managed Care, Markets, and Monopsony. Buckingham: Open university press.

Poterba J. 1996. Government Intervention in the Markets for Education and Healthcare: How and Why? Individual and Social Responsibility: Child Care. Education, Medical Care, and Long-Term Care in America. Chicago: University of Chicago Press. 277~307

Precker A S, Harding A. 2001. The economics of public and private roles in health care: insights from institutional economics and organizational theory. The World Bank Health Nutrition and Population Discussion Paper No. 21875. http: //www1. worldbank. org/hnp/Pubs Discussion/Preker-TheEconomicsOfPublic-whole. pdf

Qin F. 2003 - 11 - 26. Hangzhou medical market will be thorough opened: it is economical for people seeing doctors. http: //www. sina. com. cn

Rayner J. 2004. Striving to improve quality in healthcare. http: //www. hospital. be/focus012004. html

Rebecca M B. 1999. When can public policy makers rely on private markets? NBER (National Bureau of Economic Research) Working Paper 7099. http: //www. Nber. org/papers/w7099

Regional Office for Europe on behalf of the European Observatory on Health. 2011. Principles of Risk Management and Insurance. 11th ed. Carrollton: Prentice Hall Press. 386~402

Rexford E S, Vernon J A. 2005. Hospital ownership mix efficiency in the US: an exploratory study. NBER (National Bureau of Economic Research) Working Paper Series. http: // www. nber. org/papers/w11192

Robert A G M, Nell M. 2001. Corporate Governance. Oxford: Blackwell Publishers

Robinson J C. 2001. Theory and practice in the design of physician payment incentives. The Milbank Quarterly, 79 (2)

Saltman R, Figueras J. 1997. European Health Care Reform: Analysis of Current Strategies. Geneva WHO

Schleifer A. 1998. The Economics and Politics of Transition to an Open Market Economy: Russia Paris. OECD: Development Centre Studies

Shleifer A. 1998. State versus private ownership. Journal of Economic Perspectives, 12: 133~ 150

Sloan F. 2000. Not-for-profit ownership and hospital behavior. In: Culyer A J, Newhouse J P. Handbook of Health Economics, 1: 1141~1174

Starr P. 1989. The Meaning of Privatization. In: Kamerman S, Kahn A. Privatization and the Welfare State Princeton: Princeton University Press. 15~48

Tirole J. 2001. Corporate governance. Econometrica, 69: 1~35

Tirole J. 1994. The internal organization of government. Oxford Economic Papers. 46, No. 1: 1~29

Tuchman H P, Chang C F. 1988. Cost convergence between for-profit and not-for-profit nursing homes: does competition matter? Quarterly Review of Economics Business, 28: 51~65

Vitaliano D F, Toren M. 1996. Hospital cost and efficiency in a regime of stringent regulation. East Economics Journal, 22 (2): 161~175

Vuorenkoski L, Mladovsky P, Mossialos E. 2008. Finland: health system review. Health Systems in Transition, 10 (4): 1~168

Wang H. 2005 - 04 - 14. Motivators to doctors is core factor for hospital reform. China Economy Times

Wang W J. 2005 - 12 - 26. The price of CT examination reduced to be half; patients increased while doctors complained of suffering. Eastern News

Wikipedia. 2009. Healthcare in the United States. http：//en. wikipedia. org

Wilson G W, Jadlow J M. 1982. Competition, profit incentives, and technical efficiency in the provision of nuclear medicine services. Bell Journal of Economics, 13 (2)：472~482

Wilson J Q. 1989. Bureaucracy：What Government Agencies Do and Why They Do It. New York：Basic Books

Wolf C. 1988. Markets or Government：Choosing Between Imperfect Alternatives. Cambridge, MA：MIT Press

Wu J L. 2006 - 03 - 07. It will be a counteraction of economical transformation, if the government control too much on social resources allocation. China News Net. http：//www. sina. com. cn

Wu T. 2005 - 04 - 14. JV hospital pricing is not supervised by bureau of merchandise pricing；a registration free was 400 RMB. Beijing Morning

Xia L. 2006. First time, suqian gave response to the query of 'selling out state - owned hospitals". China Hospital CEO. 9，16~17

Xing S W. 2005 - 08 - 25. Public hospitals are wandering from morality and money. First Financial & Economics Paper

Yang X, Guo A L. 2005 - 12 - 29. The government adjusts the prices of medical examinations using equipments in hospitals. First Finance and Economics Daily

Yu H. 2005 - 08 - 10. Debating：thorough opening is necessary to the reform of hospitals. International Pioneer Magazine

Zhang B. 2006 - 02 - 02. Registration and treatment free are double in spring festival at Zunyi Tongji hospital. http：//www. sina. com. cn

Zhang X L. 2005 - 03 - 30. 200，000 citizens enjoy payment free medical service. Yangcheng Evening Paper

Zhao D, Nelson S A. 2008. The frozen river model and chinese state-owned hospital reform. The Chinese Economy, 41 (3)：90~101

Zheng S H. 2006 - 01 - 09. Social position of China doctors are lower；income of doctors are relative lower even in the world wide. Xinjing Paper

附　录

调 查 问 卷

声明：本问卷的调查对象是医院和医疗服务相关领域的管理人员。问卷将只用于学术研究目的。所涉及的信息及被调查者个人所给出的答案，将被严格保密、不予泄露。十分感谢您所付出的宝贵时间以及给予的帮助和支持！

请在您所选定的答案之后的小框中画"√"或在横线部分填空。

第一部分：一般信息

1. 您的性别：男 □　女 □

2. 您的最高学位：博士 □　硕士 □　学士 □　学士以下 □

3. 您的专业背景：医学 □　药学 □　管理 □　经济 □　文学 □　艺术 □　其他 □

4. 您的工作地点：医院 □　政府部门 □　医学院校 □　企业 □ 普通大学 □　其他 □

5. 您从事管理工作的年限（从开始担任最低管理职位计算）？_____ 年 _____月

6. 您目前的职位：单位首脑 ☐　高层管理人员（科室主任以上）☐　一般管理人员 ☐ 其他 ☐

7. 您在目前的管理职位上工作的年限？ _____ 年_____ 月

8. 您所在单位的所有制形式（如果您在医院工作，请填写以下条目）？

国有 ☐　　民营 ☐　　股份制 ☐　　外资 ☐　　军队 ☐

9. 您所在的医院大约有多少张住院病床？病床数 ____

10. 您所在医院每天的门诊量大约有多少？ ____

第二部分：特殊信息

1. 您是否认为中国的医院管理体系中存在需要改进的问题？

a. 是 ☐　 b. 否 ☐

2. 您认为目前中国医院管理体系中存在的问题及相关问题有哪些（不限选项数目）？

a. 人力资源管理体制滞后 ☐

b. 医院服务定价不合理 ☐

c. 政府给国有公立医院的投资或补助短缺 ☐

d. 本该是非营利性质的国有医院无奈按照营利医院模式在运作 ☐

e. 国有医院产权的作用没有体现；没有董事会对医院运行结果进行监督和承担责任 ☐

f. 社会保障系统不够完善 ☐

g. 社会舆论普遍认为医患关系不和谐 ☐

h. 医院内部和外部管理系统的设置和运作机制不够合理 ☐

i. 政府没有为医院的改革提供有利和稳定的政策以及立法方面的支持 ☐

j. 其他

3. 在问题 2 列出的九类问题中您认为影响中国医院管理体制改革的最为关键的因素有哪些（请按照重要程度的先后顺序填写）？

a. _____　　　b. _____　　　c. _____

4. 您是否认为医院的产权以及董事会的监管也是决定医院管理质量的非常重要的因素？

a. 是 ☐　　b. 否 ☐

5. 您是否赞成对部分中国国有医院进行产权所有制的改革？

a. 是 ☐　　b. 否 ☐

6. 您认为哪些医院应该进行产权改革（不限选项数目)？

a. 医学院校的附属医院 ☐

b. 大（中）城市中的中型和小型医院 ☐

c. 大（中）城市中的大型医院 ☐

d. 每个城市保留几个政府指定并支撑的大型医院，其他的国有医院全部改制 ☐

e. 小城市中的小医院 ☐

f. 企业和各部委所属医院 ☐

g. 其他

7. 如果医院产权改革重新被提上日程，您认为促成这个变化产生的决定性因素将是什么（请只选择一项答案)？

a. 医院高层管理者的呼声 ☐　　b. 政府决策 ☐　　c. 学者们的研究成果 ☐

d. 社会各界的呼声 ☐　　　　　e. 其他 ☐

8. 如果可以预测，您认为中国国有医院的产权制度改革是否还会被重新作为工作重点提出？

a. 是 ☐　　b. 否 ☐

9. 您认为未来的、理想中的中国医院管理体系将具有哪种明显的特色？

a. 具有"欧洲特色"，由政府投资并管理医院为主 ☐

b. 具有"美国特色"，以民间投资并管理医院为主；政府主要负有监控责任和承担特殊人群的医疗保障 ☐

c. 发展出真正的中国特色 □

10. 请简述您认为真正"具有中国特色的医院管理体系"应该是怎样的？

11. 您认为国有医院产权制度的改革最需要的支持条件有哪些（不限选项）？

a. 法律 □　b. 社会保障 □　c. 经济 □　d. 管理 □　e. 观念 □ f. 体制 □　g. 其他 □

12. 如果您目前在为国有医院工作，是否愿意接受工作邀请到民营或外资医院担任管理职位？是 □　　否 □

如果未来您愿意到民营或外资医院担任管理职位，促使您做出决定的主要因素可能是（可选多项）：

a. 国家在政策上对民营医院/外资医院/国有医院一视同仁 □

b. 可以更好地施展才能 □

c. 个人收入的显著增加 □

d. 其他原因＿＿＿＿＿＿

您的姓名：＿＿＿＿＿　联系方法：电话 ＿＿＿＿＿＿＿＿　电子邮件＿＿＿＿＿＿＿

（如果能够幸运地得到您的签名和联系方法，就可以在需要进一步了解或核对信息时很容易与您联系）

再次感谢您的慷慨支持！恭祝工作顺利身体健康，万事如意！

后　记

我希望能够以本书勾勒出一个虽然粗糙、不完整，但是能给人以想象和启发的、有关中国公立医院的现状和未来的图景。衷心感谢科学出版社，感谢科学出版社科学人文分社的侯俊琳社长和牛玲编辑，他们使得这个愿望能够"成真"。在很多民众甚至专家仍然认为中国的公立医院改革，应该由政府加大对医院的投资、继续降低药品价格和临床服务收费，才能消灭"看病难，看病贵"顽疾的时候，在大众媒体已经不见了"公立医院产权改革"讨论的时候，在主流媒体依然将问题焦点对准公立医院的"以药养医"、"药品招标机制"等微观层面时候，科学出版社能够出版本书，是一种社会责任心和允许"科学讨论"的体现。

感谢过去近十年岁月中，我所接触到的、给予我极大帮助和支持的医疗卫生领域的高级、中级和普通管理人员。特别感谢广东省卫生厅的黄飞副厅长、廖新波副厅长、耿庆山副厅长和彭炜副厅长，以及吴圣明副巡视员、黄晓军副巡视员和傅铁笔处长；感谢中山大学汪建平副校长、中山大学原党委书记芮琳、医院管理处韩玲处长；感谢广东省食品与药品监督管理局陈元胜局长；感谢广东省疾病控制中心张永慧主任、卫生监督所陈燕书记；感谢南方医院耿仁文院长、原珠江医院陈志中院长；感谢中山大学第二附属医院沈慧勇院长、眼科医院唐仕波副院长、口腔医院张志光副院长、中山大学第五附属医院伍卫院长、中山大学附属肿瘤医院傅剑华副院长；感谢广东省中医院吕玉波院长、原广州市儿童医院曾其毅院长、阳江市卫生局姜苗局长、广州医学院第三附属医院赖永洪院长、番禺人民医院麦子杰院长、佛山禅城区中心医院谢大志院长、惠州妇幼保健院高利洁院长、顺德卫生局欧阳雪乔副局长、原中山市卫生局王得坤局长、原中山市人民医院谢钢副院长、南方医院吴漫萍主任和李丽萍主任、韶关市粤北人民医院徐新院长、东莞市东华医院原副院长赵文医生、广东省妇幼保健医院张小庄院长、广东省人民医院东病区杨小红主任、广州市开发区医院原院长郭杰、广州市妇婴医院冯琼副院长、广东省中医院珠海医院党委书记王沁医生；感谢广州医学院医院管理处姚红处长、广州医学院附属第二医院原副院长刘敏涓；感谢国药集团董事长施金明先生、原副总经理黄翠华女士、中山医院医药有限公司谭立宁总经理、广东赛恩斯公司董事长金晓君、国家食品药品监督管理局南方医药经济研究所林建宁所长；此外，特别感谢深圳恒生医院董事长颜继攀先生；还要衷心感谢中山大学"医药卫生管理 EMBA 学位项目"的三百多位校友，他们曾经以高度的社会责任感和使命感，以极大的热情主办、支持了连续四届"中国医院发展论坛"，每次论坛接待国内外 300~400 位专家学者，共同探讨中国公立医院的改革之路。这些论坛上的精辟分析和发言，深深地感染和影响了我。此外，他们中的绝大多数人，帮助我完成了 529 份问卷调查和对数家医院的案例研究。

感谢葡萄牙 ISCTE 的 Nelson António 教授和 Virginia Trigo 教授。他们即使在里斯本惊涛拍岸的大西洋边陡峭的悬崖上精致的木屋里请我吃美味的烤海鲜、喝着浓郁的啤酒时，还不忘讨论中国医院管理体制的改革，并试图以他们对欧洲医疗管理体系改革的见解影响我的观点。他们提醒我，从制度进化的角度去看待这个问题。感谢中山大学的许罗丹教授。是她鼓励我于四十多岁"高龄"时，报读博士学位并向我的导师们进行了热情推荐，使我得以比较系统地梳理很多问题。

还要衷心感谢我的师兄张继培博士。多年以前就远渡重洋并在美国做医生多年的他，不厌其烦地向我解释中美两国医疗管理体制细微之处的异同，并且帮助我对论文的英文撰写进行修订。中山大学的杜国明副教授，帮助完成编制程序完成调查问卷的定性统计和分析，感谢他的帮助。

感谢我的两位同事，许睿敏和杨国华。她们在我从中山大学调往南方医科大学任职后，也一起转往南方医科大学"共同创业"，并负责几个国际合作办学项目的日常运行和管理。她们年轻的笑脸，常常使我忘记自己的年龄，愿意和她们一起做更多有益的事。

衷心感谢南方医科大学的校长郑木明教授和党委书记文义民先生。郑校长和文书记，像兄长一样给予我极大的信任和帮助、接纳我加入南方医科大学。他们在南方医科大学从部队转制到地方后，带领全校快速调整、迅猛拓展的精神和干劲也鼓舞着我，使我经常想起应该为社会发展多做些什么。

父亲的期望和母亲的唠叨对本书的诞生也起了很大的作用。父亲期望自己"唯二"的二女儿能够"干出点什么"；母亲谆谆告诫：要保养自己，不要太累。尤其是我的丈夫和儿子——陈晓翔和陈汐，他们一直是推动我努力工作和学习的动力"源泉"，他们会在我感到十分疲劳甚至想放弃的时候，给我宽慰，给我鼓劲。

感谢他们。

赵棣

2011 年 6 月 6 日